Kohlhammer

Ralf T. Vogel

Verhaltenstherapie in psychodynamischen Behandlungen

Theorie und Praxismanual
für eine integrative Psychodynamik
in ambulanter und stationärer Psychotherapie

Verlag W. Kohlhammer

Für Sabine

Dieses Werk einschließlich aller seiner Teile ist urheberrechtlich geschützt. Jede Verwendung außerhalb der engen Grenzen des Urheberrechts ist ohne Zustimmung des Verlags unzulässig und strafbar. Das gilt insbesondere für Vervielfältigungen, Übersetzungen, Mikroverfilmungen und für die Einspeicherung und Verarbeitung in elektronischen Systemen.

1. Auflage 2005
Alle Rechte vorbehalten
© 2005 W. Kohlhammer GmbH Stuttgart
Umschlag: Gestaltungskonzept Peter Horlacher
Gesamtherstellung:
W. Kohlhammer Druckerei GmbH + Co. KG, Stuttgart
Printed in Germany

ISBN 3-17-018647-7

Geleitwort

Die beiden großen psychotherapeutischen Schulen (Psychoanalyse und Verhaltenstherapie) haben in den letzten Jahrzehnten komplexe Theorien und Modelle zur Psychopathologie sowie darauf aufbauend eine Vielzahl an Methoden zur Behandlung psychischer Störungen entwickelt und diese erfolgreich in den klinischen Alltag integriert. Leider war diese Entwicklung nur selten durch einen regen Austausch und einen respektvollen Umgang mit der jeweils anderen Therapierichtung gekennzeichnet. Der fehlende Blick über den Tellerrand der eigenen Schule und die vielseitigen Versuche einer strikten und kompetitiven Abgrenzung erschweren bzw. verhindern aber eine Weiterentwicklung der Psychotherapie als Profession und Wissenschaft. Von daher ist das Buch von Dr. Ralf Vogel (Verhaltenstherapeut und Psychoanalytiker) eine löbliche und beispielhafte Ausnahme, versucht der Autor doch mit Erfolg, verhaltenstherapeutisches Wissen in die psychodynamische Behandlung zu integrieren. Das kenntnisreich geschriebene Buch legt einen hervorragenden praxisbezogenen Grundstein für psychotherapeutische Integrationsarbeit und bietet dem Praktiker eine Fülle von praktischen Anregungen, aber auch Hintergrundinformationen über die historischen Entwicklungen und theoretischen Konzepte. Das vorliegende Buch hilft so vielleicht, die Grenzen zwischen den beiden Psychotherapieschulen durchlässiger zu machen und mehr Verständnis für das Tun der jeweils anderen Seite zu entwickeln. Es regt auch zum Nachdenken über die Wirksamkeit psychotherapeutischer Techniken und deren Behandlungstheorien an.

Univ.-Prof. Dr. phil. Dipl.-Psych. Siegfried Gauggel
Institut für Medizinische Psychologie und Medizinische Soziologie
Universitätsklinikum der RWTH Aachen

Inhalt

Geleitwort 5

Teil I – Einführung 11
1   Persönliche Vorbemerkungen 11
2   Zur Benutzung des Buches 13
3   Zum Begriff der »Psychodynamik« 14

Teil II – Theorie 16
4   Zur Wissenschaftstheorie 16
5   Über die Entstehung einer psychotherapeutischen
     Schulenzugehörigkeit 18
6   Die Idee der schulübergreifenden Psychotherapie 20
7   Wege der Berücksichtigung unterschiedlicher Schulen 22
8   Psychoanalyse und Verhaltenstherapie: Frühere Annäherungen 25
9   Störungsspezifische psychodynamische Verfahren:
     Aktuelle Vorreiter der Integration? 28
9.1 Die Transfrerence-focused psychotherapy (TFP) und das Verlassen
     der »technischen Neutralität« 28
9.2 Die Traumatherapien 29
9.3 Psychodynamische Therapie – prozessual-adaptiv statt
     störungsspezifisch 29
10   Verhalten und Unbewusstes: Gemeinsames und Trennendes in der
     Theorie von Verhaltenstherapie und psychodynamischen Therapien . 31
10.1 Die Entstehungsgeschichte des Unbewussten 31
10.2 Die Vorläufer der modernen Theorien des Unbewussten:
     Schopenhauer und Nietzsche 34
10.2.1 Schopenhauers Metaphysik des Unbewussten 34
10.2.2 Der Beitrag Nietzsches 35
10.3 Das Unbewusste in den Anfängen der empirischen Psychologie 36
10.4 Das Unbewusste in der Tiefenpsychologie 37
10.4.1 Allgemeines 37

10.4.2	Freud und die klassisch-psychoanalytische Sicht	38
10.4.3	Erweiterungen	40
10.5	Zum Begriff des Verhaltens	44
10.6	Das Unbewusste in der Verhaltenstherapie	45
10.6.1	Entwicklung und Definition der Verhaltenstherapie	45
10.6.2	Die Berücksichtigung des Unbewussten	46
10.6.3	Das Unbewusste in der Praxis der Verhaltenstherapie	49
11	**Übertragung, Gegenübertragung und die therapeutische Beziehung: Gemeinsames und Trennendes in der Behandlungstheorie von Verhaltenstherapie und psychodynamischen Therapien**	**50**
11.1	Einführung	50
11.2	Übertragung und Gegenübertragung in der psychodynamischen Denktradition	52
11.2.1	Freuds Übertragungsbegriff	53
11.2.2	Einteilung unterschiedlicher Übertragungstypen	53
11.2.3	Erweiterungen durch Selbstpsychologie und analytische Psychologie	55
11.2.4	Gegenübertragung	55
12	**Ein Arbeitsmodell zur Integration**	**58**
13	**Argumente: Der Nutzen der Integration**	**61**
13.1	Der Nutzen für Patienten und Therapeuten	61
13.2	Der Nutzen für die psychodynamische Theoriebildung	61
13.3	Der Nutzen für die wissenschaftliche Fundierung der psychodynamischen Therapien	61

Teil III – Praxis ... 63

14	**Verhaltenstherapeutische Grundlagen und Methoden**	**63**
14.1	Entwicklung und Definition der Verhaltenstherapie	63
14.1.1	Geschichte	63
14.1.2	Begriffsbestimmung	64
14.2	Die Eignung der Verhaltenstherapie zur Integration	65
14.3	Theoretische Grundlagen der Verhaltenstherapie	66
14.3.1	Lerntheoretische Grundlagen	66
14.3.2	Kognitionspsychologische Grundlagen	70
14.4	Verhaltenstherapeutische Methoden	71
14.4.1	Die gemeinsame Erarbeitung des SORK-Schemas	73
14.4.2	Methoden zum Auf- oder Abbau von Verhaltensweisen	73
14.4.3	Kognitive verhaltenstherapeutische Verfahren	82
15	**Verhaltenstherapeutische Behandlungsmanuale: Auswahl und Umgang**	**91**
16	**Integration in der ambulanten Psychotherapie: Eigentlich darf es nicht sein**	**92**
16.1	Allgemeines zur ambulanten Psychotherapie	92
16.2	Indikation zur Integration	93
16.2.1	Verhaltenstherapie »vorschalten«	94
16.2.2	Verhaltenstherapie ist primär indiziert	94
16.2.3	Diagnose und forschungsgeleitete Überlegungen	94

16.2.4	Mangelnder Therapiefortschritt	94
16.2.5	Symptomerhalt trotz »erfolgreicher Therapie«	95
16.2.6	Theoretische Überlegungen	95
16.2.7	Verhaltenstherapeutische Elemente als Möglichkeit des Durcharbeitens	95
16.3	Praxis der Integration	96
16.3.1	Praktische Übersetzungsarbeit	96
16.3.2	Implantierung eines methodenfremden Therapieelements	99
16.4	Grenzen der Integrationsarbeit	101
17	**Manual für die ambulante Psychotherapie**	104
18	**Integration in der stationären Psychotherapie: Eigentlich schon normal**	106
18.1	Allgemeines zur stationären Psychotherapie: Definitionen, Abgrenzungen	106
18.2	Die Therapieschulen in der stationären Psychotherapie	108
18.2.1	Die Psychoanalyse als Grundlage stationärer Behandlung	108
18.2.2	Tiefenpsychologische stationäre Psychotherapie	109
18.2.3	Zu integrierende Berufsgruppen in der stationären Psychotherapie	113
18.3	Verhaltenstherapeutische Verfahren	116
18.4	Kunst- und Gestaltungstherapie	117
18.4.1	Theorie und Einführung in das Verfahren	117
18.4.2	Spezifika der Kunst- und Gestaltungstherapie im stationären Kontext	118
18.5	Musiktherapie	119
18.5.1	Theorie und Einführung in das Verfahren	119
18.5.2	Spezifika der Musiktherapie im stationären Kontext	121
18.6	Körpertherapeutische Verfahren	123
18.6.1	Theorie und Einführung in die Verfahren	123
18.6.2	Spezifika der körperorientierten Verfahren im stationären Kontext	124
18.7	Integrationsarbeit in der stationären Psychotherapie	125
18.7.1	Integrationsarbeit auf der Ebene des therapeutischen Teams	125
19	**Manual zur Praxis der Integration im stationären Kontext**	131
20	**Manual für die stationäre Psychotherapie**	132

Ausblick – Integration stationärer und ambulanter Therapie: Sequentielle Therapieplanung 135

Literatur 137

Register 151

Teil I – Einführung

1 Persönliche Vorbemerkungen

Das Thema »Integration« ist en vogue. Seit den 1990er-Jahren fanden in Deutschland immer wieder Konferenzen unter diesem Stichwort mit Vertretern verschiedener Therapierichtungen statt. Zu bisher vorwiegend die Integration (Kombination?) von Pharmakologie und Psychotherapie (z. B. Abramkowitz 1997) bzw. von Psychiatrie und Psychotherapie (z. B. Vollmoeller 2003) bearbeitenden Veröffentlichungen, treten in den letzten Jahren auch international Arbeiten über eine therapieschulenbezogene Integrationsarbeit (z. B. Migone 2001, Milton 2001).

Meine eigenen Intentionen für ein solches Unterfangen waren zweierlei: zum einen meine »doppelte Sozialisation« und meine Tätigkeit in Instituten beider Schulen. Zum anderen die Erkenntnis, dass meine Kolleginnen und Kollegen[1] oft schon machen, worüber ich hier schreibe, allerdings nicht selten »aus dem Bauch raus«, mit schlechtem Gewissen (hierzu schon Sandler 1983), manchmal nur wenig reflektiert, sicher aber meist nicht wenig wirksam. Wir wissen heute aus zahlreichen Studien, dass nicht immer das drin ist, was im Schulenetikett des einzelnen Psychotherapeuten draufsteht. Zahlreiche Praktiker berichten die »Beobachtung, daß viele Therapeuten in ihrem tatsächlichen Verhalten kaum noch dem von ihrer Schule Gelehrten entsprechen« (Wirsching 1998, S. 222). Und es ist schwer herauszubekommen, was die Kollegen in ihrem Behandlungszimmer tatsächlich machen (außer vielleicht in gut laufenden, nicht ausbildungsbezogenen Supervisionen oder Intervisionen).

Dieses Buch versteht sich als Beitrag zur Bereitstellung von Möglichkeiten zur therapeutischen Weiterentwicklung für vorwiegend psychodynamisch ausgebildete und arbeitende Psychotherapeuten. Es ist davon auszugehen, dass das vorgeschlagene integrative Arbeiten bei Vertretern der »reinen« Lehre, sowohl auf Seiten der Verhaltenstherapie als auch auf Seiten der Psychoanalyse skeptisch betrachtet wird. Die einen befürchten, ihr Verfahren werde ohne fundierte Auseinandersetzung und Ausbildung einfach »geschluckt«, die anderen werden um die genuinen Wirkfaktoren des psychodynamischen Arbeitens bange, wenn plötzlich verhaltenstherapeutische Elemente eingesetzt werden.

---

[1] Wird im Folgenden von Kollegen, Therapeuten, Psychologen etc. gesprochen, so werden zwecks einer besseren Lesbarkeit des Textes unter dieser Variante sowohl die männliche als auch die weibliche Form subsumiert.

1 Persönliche Vorbemerkungen

Das eigene Gefühl (zum Thema Gegenübertragung wird noch einiges zu sagen sein), das bei der Auseinandersetzung mit neuen Methoden und Techniken entsteht, ist dabei ein durchaus tauglicher Prädiktor für die persönliche Nützlichkeit der vorgestellten Methodik im eigenen therapeutischen Arbeiten und innerhalb der eigenen (therapeutischen) Identität. Diese Feststellung führt uns dann auch zur Frage der »Wissenschaftlichkeit« des in diesem Buch Vorgeschlagenen (s. unten).

2 Zur Benutzung des Buches

Das vorliegende Buch ist geschrieben für psychotherapeutische Praktiker mit psychodynamischer Grundorientierung und einer mehrjährigen Erfahrung mit ihrem Verfahren. Eine Zusatzausbildung in Verhaltenstherapie ist zur Übernahme einzelner verhaltenstherapeutischer Techniken in das persönliche Handlungsrepertoire nach Ansicht des Autors dann nicht vonnöten, wenn diese Übernahme im Rahmen der hier vorgestellten Integrationsarbeit bleibt.

Obwohl die Basis der hier vorgestellten Integrationsleistung das psychoanalytische Theoriegebäude ist, verzichtet das Buch auf eine ausführliche Darstellung desselben. Zum einen aus Praktikabilitätsgründen: Die Übersichtlichkeit und damit verbunden die rasche und unkomplizierte Benutzbarkeit sollte unter einem Zuviel an Theorie nicht leiden. Zum anderen gibt es in der Literatur genügend umfangreiche Darstellungen der psychoanalytischen Metapsychologie, denen der Autor nichts Entscheidendes hinzufügen kann. Besonders verwiesen sei an dieser Stelle auf das zweibändige Werk von Rainer Krause, der, wenngleich er kein Übersetzungsschema im hier intendierten Sinn vorschlägt, so doch eine ausgezeichnete theoretische Basis sowohl für integrative Überlegungen als auch für den Mainstream der psychoanalytischen Krankheitslehre liefert. Alle Leser, denen der theoretische psychoanalytische Aspekt also fehlen sollte, seien auf dieses Werk dringend hingewiesen (Krause 1997).

Das Buch nun kann auf unterschiedliche Arten genutzt werden. Zum einen ist es natürlich möglich, das Ganze von vorne bis hinten durchzuarbeiten, um einen fundierten Überblick über die gesamte Materie zu erlangen. Man kann aber auch einzelne Kapitel für sich herausgreifen und direkt ins therapeutische Tun einbauen. Dies gilt namentlich auch für die Darstellung der verhaltenstherapeutischen Grundverfahren im ersten Praxisteil des Buches sowie für die Darstellung der relevanten Verfahren der stationären Psychotherapie im zweiten Praxisteil, die kurz nachgeschlagen werden können, ohne sich groß auf vorherige Kapitel beziehen zu müssen. Dahinter steckt die leidvolle Erfahrung der Praktiker, dass manchmal quasi »zwischen den Stunden« nachgelesen werden muss und keine Zeit bleibt, ganze Lehrbücher zu einzelnen Themen durchzuarbeiten. Wer dennoch dieses Bedürfnis verspürt oder durch die Kurzbeschreibungen auf den (verhaltenstherapeutischen) Geschmack gekommen ist, für den findet sich nach jeder vorgestellten verhaltenstherapeutischen Methode ein kurzes Verzeichnis mit aktueller oder klassischer weiterführender Literatur zu diesem Thema. Auch veröffentlichte Materialien für die Patienten (Ratgeber oder leicht verständliche Darstellungen der jeweiligen verhaltenstherapeutischen Technik) finden sich hier. Schließlich kann der gesamte vordere Teil des Buches auch vollständig überblättert werden und man stürzt sich direkt auf die Übersetzungsmanuale. Dies gilt besonders für die Leser, die bereits mit den dargestellten verhaltenstherapeutischen Methoden vertraut sind. Durch die weitgehend autonome Gestaltung der Kapitel lädt das Buch auch im Stile eines »Lesebuchs der Integration« dazu ein, kreuz und quer zu blättern. Viel Spaß bei der Ihnen am nächsten stehenden Benutzungsvariante!

3 Zum Begriff der »Psychodynamik«

Der Terminus »psychodynamisch« ist inzwischen stark strapaziert. Er bezeichnet
- ein Cluster bestimmter therapeutischer Schulen,
- ein innerpsychisches Geschehen anhand der Termini einer bestimmten Theorie des Seelenlebens,
- einen Begriff für einen zentralen Teil des psychoanalytischen Theoriegebäudes,
- einen richtliniendefinierten Teil des Antrags an den Gutachter.

Bezogen auf den ersten Punkt dieser Auflistung definieren wir:

> Mit dem Begriff der *psychodynamischen Psychotherapien* bezeichnen wir alle von der Psychoanalyse direkt abgeleiteten Therapieverfahren, namentlich die tiefenpsychologisch fundierte Psychotherapie und die analytische Psychotherapie (zu den Verfahren siehe zusammenfassend u. a. Vogel 2003b).

Wir schließen uns hiermit teilweise der einschlägigen Definition von Reimer & Rüger (2003) an:

> »Psychodynamische Psychotherapien sind die »große Gruppe von Behandlungsverfahren, die in ihrem theoretischen Hintergrund an der Psychoanalyse orientiert sind, aber an ihrem Behandlungssetting (und auch ihrer Behandlungsmethode, Anm. d. Verf.) mehr oder weniger große Abweichungen vorgenommen haben.« (ebd., S. 1)

und begrenzen die durch diese Definition zu weit gefächerte Palette potentieller Verfahren zunächst auf die *beiden Richtlinienverfahren der tiefenpsychologisch fundierten Psychotherapie* (ein nur in den deutschsprachigen Ländern gebrauchter Begriff; den Terminus »Tiefenpsychologie« führte 1919 der Züricher Psychiater Eugen Bleuler,1857–1939, in die psychotherapeutische Literatur ein. Fewus gebrauchte diesen Ausdruck zum ersten Mal 1913 in seiner Schrift »Das Interesse an

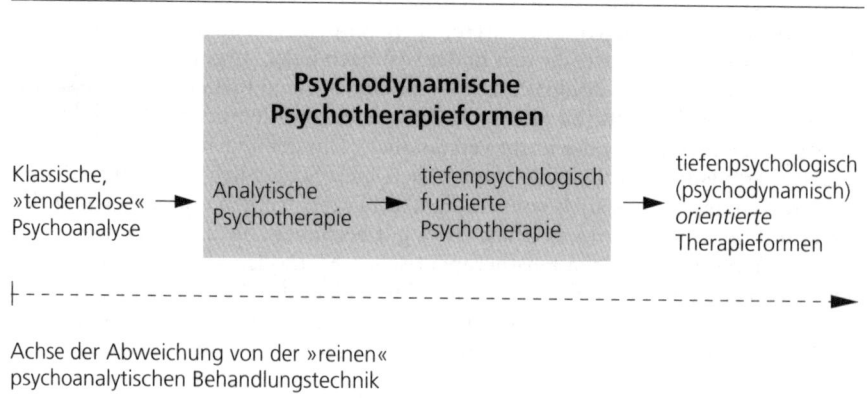

Abb. 3.1: Abweichungen von »klassischer« Psychoanalyse

3 Zum Begriff der »Psychodynamik«

der Psychoanalyse«, siehe dazu u. a. auch Kap. 10) *und der analytischen Psychotherapie* (die oft irreführenden Begriffe der »psychoanalytisch fundierten« bzw. tiefenpsychologisch (psychodynamisch) *orientierten* Therapieformen wollen wir für körper-, musik- oder kunsttherapeutische Verfahren reserviert halten, deren Grundtheorie die psychoanalytische ist).

Dieselben Begriffsdefinitionen gelten auch für den stationären psychodynamischen Rahmen, in dem eben solche Therapeuten tätig sind, die sich den zuvor genannten Kriterien psychodynamischen Handelns verpflichtet fühlen.

> »Psychoanalytisch (hier ›psychodynamisch‹, Anm. d. Verf.) ist die stationäre Psychotherapie nicht aufgrund regelhafter und methodisch exakter psychoanalytischer Technik, sondern durch die psychoanalytische Identität der Teammitglieder« (Becker 1988, S. 38).

Ein Modell zur Integration verhaltenstherapeutischer Methoden in *klassische* Psychoanalysen (die ja bekanntlich auch nicht Gegenstand der Richtlinienpsychotherapie sind), ist hier nicht intendiert.

Teil II – Theorie

4 Zur Wissenschaftstheorie

Wenn man sich anschickt, über die Integration unterschiedlicher therapeutischer Richtungen zu sinnieren, stößt man als Erstes auf deren philosophische und geisteswissenschaftliche Wurzeln. Diese können im Falle von Psychoanalyse und Verhaltenstherapie gar nicht unterschiedlicher sein, eine Tatsache, die – oft vergessen – jenseits aller Effizienz-Argumente den derzeitigen »Aufschwung« kognitiv-verhaltenstherapeutischer Verfahren begünstigt und die zunehmende Ausdünnung der Anwendung psychodynamischer Methoden komplementär vorantreibt.

Seit den 1980er-Jahren gilt in der »wissenschaftlich fundierten« (heute evidenzbasierten) Psychotherapie, vor allem in deren akademischem Mainstream, das unumstößliche Gesetz, nur die einheitswissenschaftlichen, aus Positivismus und kritischem Rationalismus abgeleiteten (deduktiv-nomologischen) Forschungsmethoden seien wirklich wissenschaftlich, alles andere sei für unser Fachgebiet mehr oder weniger vernachlässigbar oder gar Unsinn.

Gemäß dieser Anschauung fallen auch und gerade die erkenntnistheoretischen und philosophischen Grundpositionen der Psychoanalyse – bis hin zum modernen, in der Psychoanalyse sehr viel Geltung gewinnenden Konstruktivismus – unter die weitgehend zu ignorierende Kategorie »nicht (natur-)wissenschaftlich«. So gerät auch, quasi als Nebenprodukt, die zentrale psychoanalytische Erkenntnisgewinnung, die Hermeneutik, an den Rand des Geschehens. Dieses Geschehen kann an dieser Stelle nicht ausführlich abgehandelt werden. Für unseren Zusammenhang gilt es lediglich, bereits im Voraus festzustellen, dass die Integration verhaltenstherapeutischer Methoden in psychodynamische Therapien (wie im Übrigen überhaupt die gesamte Beforschung psychodynamischen Arbeitens, das sich immer in einem singulären, nicht reproduzierbaren, dyadischen und intersubjektiven Raum abspielt) dem Hegemonieanspruch der Einheitswissenschaft entgegensteht und sich der Hermeneutik verpflichtet fühlen muss, da die Entscheidung für oder gegen die Integration einer verhaltenstherapeutischen Komponente ein zeitlich und örtlich (hier die therapeutische Situation betreffend) einmaliger Akt ist, hoch subjektive Geschehnisse wie Übertragung und Gegenübertragung betrifft und sich so, wie auch viele andere Komponenten psychodynamischen Tuns, der Erforschung mit randomisierten Kontrollgruppendesigns wohl entzieht.

Konstruktivismus und die von C. G. Jung bereits in den »Urzeiten« der Psychotherapie gebahnte Theorie der Intersubjektivität (Otscheret 2004a) haben als weitaus angemessenere Grundlagen der Reflexion psychotherapeutischen Tuns zu

4 Zur Wissenschaftstheorie

gelten als positivistisch begründete mathematisch-statistische Modelle (obwohl diese durchaus wertvolle Ergänzungen zu bieten haben). Überlegungen über die Wirksamkeit, wie sie von modernen Philosophen in den heutigen Tagen aufgezeigt und weiterentwickelt werden, können eine neue Legitimation des jeweils einzelnen psychotherapeutische Handelns in einem Ausmaß bieten, das einheitswissenschaftliche Forschungsstränge wohl nie erreichen werden.

Beispielhaft sei an dieser Stelle der französische Philosoph Francois Jullien genannt, der mit seinen Überlegungen über die »Wirksamkeit« (z.B. 1999) für die Psychotherapie und auch unseren Integrationszusammenhang höchst relevante Thesen vorstellt und begründet. Es handelt sich um eine dem Heideggerschen Denken der »Dienlichkeit« verwandten Strategie des Tuns, »was dem Moment gemäß ist« (Jullien 2002, S. 88), der konsequenten Nutzung des »Situationspotentials«, der zu entschlüsselnden »Neigung der Dinge« entsprechend (ebd. S. 118). Die Nähe zu psychoanalytischen Konzeptionen der Spontanität und des Übertragungs-Gegenübertragungs-Dramas (s.u.) wird schnell deutlich. Psychotherapie erfordert, in diesem Kontext, dann auch eher die Entwicklung von Weisheit, die das Situationspotential zu nutzen versteht, als den Erwerb von immer mehr Wissen über in unseren westlichen »Modellbildungen« vorherrschende »Ziel-Mittel Beziehungen« (ebd. S. 180.)

Psychotherapie, so wie sie hier verstanden wird, befindet sich in einem Schnittbereich zwischen den objektiven Wissenschaften, den Geisteswissenschaften und auch der (etwa hermeneutischen) Kunst (z.B. Holm-Hadulla 1997). Die anzuwendenden Methoden, um sie zu beforschen, haben sich daran auszurichten. Die vorliegende Arbeit versteht sich also auch als Beitrag zu einer *praktischen* »Psychotherapie als Profession« (Buchholz 1999) mit *praktischen* Anwendungen philosophischer Überlegungen, sozialwissenschaftlicher und mathematischer Methoden und anderer Wissen(schafts)bereiche: Daraus folgt, dass bei dem Versuch einer Integration von psychotherapeutischen Theorien die Beurteilungskriterien weniger in einer methodisch exklusiven Befragung des Forschungsgegenstandes »Psychotherapie« zu suchen sind, sondern dass sie eher aus einer Handlungspragmatik hervorgehen, welche »möglichst nahe an den Anforderungen der therapeutischen Interaktion anzusiedeln ist« (Parfy 1996, S. 97). Und genau das ist das Ziel dieses Buches.

Genuin wissenschaftstheoretische Überlegungen der Integration beziehen sich nicht selten auf Systemtheorien und greifen die Kriterien der Anschlussfähigkeit und der strukturellen Divergenzen psychotherapeutischer Theorien auf. Auf die theoretische Bestimmung dieser Begriffe muss an dieser Stelle nicht eingegangen werden (vgl. dazu z.B. Parfy 1998). Eine integrative Psychodynamik, wie sie hier vorgestellt und mittels Übersetzungsarbeit geleistet werden soll, trägt diesen Forderungen in der praktischen Umsetzung Rechnung (vgl. auch Kap. 13).

5 Über die Entstehung einer psychotherapeutischen Schulenzugehörigkeit

Mehrere hundert Therapieverfahren gibt der »Psychomarkt« derzeit her. Drei davon, die Verhaltenstherapie, die tiefenpsychologisch fundierte Psychotherapie und die analytische Psychotherapie (vielleicht bald als vierte die nondirektive Gesprächspsychotherapie), gelten als Richtlinienverfahren und werden von den Kassen bezahlt. Diese verteilen sich nach Angaben der Kassenärztlichen Bundesvereinigung (zitiert nach Bühring 2003) wie folgt (Zahlen für die Erwachsenen-Psychotherapie aus dem Jahr 2002):

Insgesamt beteiligten sich 16.268 Therapeuten an der Versorgung. 12 186 davon (ca. 70 %) waren Psychologen, der Rest Ärzte. Während lediglich 557 ärztliche Therapeuten sich der Verhaltenstherapie zurechneten, waren es bei den Psychologen 5 727 Personen, also fast die Hälfte der Beteiligten. Es wird somit deutlich, dass die Schulenauseinandersetzung bis heute auch eine Auseinandersetzung zwischen den an der psychotherapeutischen Versorgung primär beteiligten Berufsgruppen, Ärzte und Psychologen, ist.

Welche Faktoren mögen nun zu der Entscheidung eines jungen Arztes oder Psychologen beitragen, sich der einen oder anderen therapeutischen Schulrichtung anzunähern? Wohlgemerkt, wir sprechen hier nicht über die Berufsentscheidung, Psychotherapeut zu werden, darüber wurde bereits genügend geforscht und geschrieben. Es geht um die Entscheidung für eine Ausbildung in einem bestimmten psychotherapeutischen Verfahren. Eine unsystematische Befragung psychotherapeutisch Tätiger im ambulanten und stationären Bereich ergab folgende, wohl jedem Leser irgendwie vertraute Auflistung.

Tab. 5.1: Gründe für die Ausbildung in einem bestimmten psychotherapeutischen Verfahren

Biographiegeschichtliche Gründe, wie z. B.
- Identifikationen oder deren Vermeidung
- Menschenbildannahmen
- eigene Heilungswünsche und -versuche
- Prestigeträchtigkeit
- Universitätssozialisation

Gesundheitsökonomische Gründe, wie z. B.
- Welches Verfahren bringt mehr Geld,
- ist sicherer im System verankert,
- ist an erster Stelle an Kliniken vertreten
- etc.

Pragmatische Gründe, wie z. B.
- Verfügbarkeit eines Ausbildungsinstituts
- Kosten der Ausbildung
- investierbare Zeit in die Ausbildung

All diese angeführten Gründe, und sicher sind es noch einige mehr, bestimmen mehr oder weniger reflektiert die Entscheidung für oder gegen ein therapeutisches Verfahren. Manche sind sicher eher vernachlässigbar als andere (z. B. ist die Uni-

5 Über die Entstehung einer psychotherapeutischen Schulenzugehörigkeit

versitätssozialisation der fast ausschließlich an einheitswissenschaftlich dominierten Instituten ausgebildeten Diplom-Psychologen sicher ein mächtiger Faktor), irgendwie kann aber wohl jeder Praktiker zu diesen Entscheidungskriterien eigene Gedanken formulieren. Es ist die Aufgabe der Auswahlgespräche bzw. -seminare, die heutzutage bei vielen der unter enormem ökonomischem Druck stehenden Ausbildungsinstituten allzu nachlässig geführten werden, erst recht aber die der die Therapieausbildung begleitenden Selbsterfahrung und Eigentherapie, diese Entscheidung zu durchleuchten, ins Bewusstsein zu heben und so für die spätere therapeutische Arbeit zumindest nicht hinderlich, vielleicht sogar nutzbar zu machen.

6 Die Idee der schulübergreifenden Psychotherapie

In Deutschland führte als einer der Ersten H. Petzold den Begriff der integrativen Therapie ein, der (primär als Gestalttherapeut) von einer Integration des Fremden »von verschiedenen Heimatländern aus« spricht und somit den Grundstein für eine psychotherapeutische Integrationsarbeit ohne die Notwendigkeit einer Schulenauflösung legt (z. B. Petzold 1999).

Eine nicht schulengebundene Psychotherapie wird heute häufig assoziiert mit dem Konzept der *therapeutischen Wirkfaktoren,* einem Begriff, der bereits 1955 von Corsini & Roesenberg eingeführt wurde. Sie stellten eine Liste von Veränderungsmechanismen zusammen, die in der Gruppentherapie wirksam werden. Dieser Ansatz wurde später z. B. von Yalom (1992) weitergeführt. Im Gegensatz zur Gruppentherapie ist in der Einzeltherapie innerhalb, erst recht aber natürlich zwischen den Therapieschulen heiß diskutiert, was tatsächlich wirkt (vgl. z. B. Hain 2001, Lang 2003).

Die psychodynamischen Therapien bewegen sich traditionell in ihrem Verständnis über »das Wirksame« ihrer Therapie in einem bipolaren Modell:

- *Klassische Strömung*: Wichtigster therapeutischer Faktor ist Bewusstmachung, Erinnern und Verstehen. Deutung wird zum wichtigsten Therapieinstrument.
- *Beziehungsorientierte Strömung:* Korrigierende emotionale Erfahrung als wichtigster therapeutischer Faktor. Das Verhalten des Therapeuten wird zum wichtigsten Therapieinstrument.

Es handelt sich also um die alte Kontroverse – Einsicht *versus* Beziehung –, die in modernen psychodynamischen Theorien nicht mehr einander ausschließend, sondern als Extrempole eines Kontinuums formulierbar sind, auf welchem jeder praktisch Tätige seinen Platz findet:

|———————————————————————————————|

Einsicht   Beziehung

Abb. 6.1: Kontinuum der Psychotherapieschulen (Die kognitive Verhaltenstherapie wäre in ihren Hauptströmungen hier wohl weit links anzusiedeln!)

In einem zweiten Schritt wurde versucht, zwischen allgemeinen und spezifischen Wirkfaktoren zu unterscheiden. Dabei unterscheiden sich *allgemeine Wirkfaktoren* von *spezifischen* in zweierlei Weise:

1. Sie sind unabhängig von der jeweils gerade zur Anwendung gebrachten Art der Psychotherapie zu beobachten, wenn auch in unterschiedlicher Zusammensetzung und Gewichtung.
2. Sie sind nicht Teil der therapieschulspezifischen Behandlungstechnik (Ausnahmen sind hier evtl. der Gesprächspsychotherapie nach Rogers oder die psychoanalytische Selbstpsychologie nach Kohut).

6 Die Idee der schulübergreifenden Psychotherapie

Das Konzept der allgemeinen Wirkfaktoren wurde v. a. von Frank (1981) entwickelt. In seinem »common component modell« erläutert er die Hypothese, dass sich psychotherapeutische Veränderungen nicht zuletzt durch solche Wirkungsweisen erklären lassen, die bereits von Schamanen (und heute vielleicht von Esoterik-Heilern?) erfolgreich eingesetzt wurden. Unter anderem listet er auf:

- Eine intensive, emotional besetzte, vertrauensvolle Beziehung zwischen Hilfe Suchendem und Helfer.
- Ein Erklärungsprinzip (Glaubenssystem, Mythos) bzgl. der Ursachen der Erkrankung und eine damit zusammenhängende Methode für ihre Behebung.
- Eine Problemanalyse, die dem Patienten Möglichkeiten der Bewältigung eröffnet.
- Die Vermittlung von Hoffnung, mit dem Ziel, die Demoralisierung des Patienten abzubauen.
- Die Vermittlung von Erfolgserlebnissen, die dem Patienten zunehmend mehr Sicherheit und Kompetenz vermitteln.
- Die Förderung emotionalen Erlebens als Voraussetzung für eine Einstellungs- und Verhaltensänderung.

(nach Eckert 1999)

Die Psychoanalytikerin Eva Jaeggi (1997, S. 64) formuliert ganz ähnliche »Allgemeine Bedingungen des Heilens«:

- gemeinsames Symbolsystem
- Beziehung
- Aktivität

Andere psychotherapeutische Schulen werden dann berücksichtigt, wenn in der eigenen der eine oder andere Wirkfaktor fehlt.

7 Wege der Berücksichtigung unterschiedlicher Schulen

> »Wenn man sich mit den verschiedenen Schulen, Theorien und Behandlungsverfahren der Psychotherapie näher beschäftigt, bemerkt man bald, dass der Reflexionsstand in den verschiedenen Schulen außerordentlich unterschiedlich ist. Die einzelnen psychotherapeutischen Richtungen unterscheiden sich sehr hinsichtlich ihrer Mannigfaltigkeit, um nicht zu sagen: Vollständigkeit der von ihnen berücksichtigten Faktoren des psychotherapeutischen Feldes und hinsichtlich des Differenziertheitsniveaus der Darstellung«
> (Fürstenau 1971, S. 28 f).

Eine Psychotherapie (Schule), die Fürstenaus psychotherapeutisches »Feld« weitestgehend abdecken will, zeichnet sich durch folgende Elemente aus (Vogel 2003a):

a) Darstellung des zugrundeliegenden anthropologischen Verständnisses und Bemühen um eine maximale Breite desselben (*philosophische Perspektive*).
b) Umfassende Aussagen zur Einbettung des Verfahrens in die aktuellen kulturell-gesellschaftlichen Verhältnisse (*soziologische Perspektive*).
c) Eine Theorie der psychischen Störung und deren Therapie (Krankheits- und Veränderungstheorie; *psychopathologische Perspektive*).
d) Eine Theorie des therapeutischen Geschehens (Prozess- und Beziehungstheorie, Wirkfaktorentheorie; *psychologische Perspektive i. e. S.*).
e) Wissenschaftliche Nachweise der Qualität und Quantität ihrer Wirkung (*Wirksamkeitsperspektive*).

Mehrere hundert »therapeutische« Methoden beanspruchen heutzutage den Titel einer psychotherapeutischen »Schule«. Neben den sogenannten Richtlinientherapie-Verfahren haben sich folgende Richtungen etabliert, sind zum Teil wissenschaftlich anerkannt oder als Zweitverfahren auch in der Richtlinienpsychotherapie zugelassen (in der Reihenfolge ihrer Bedeutung):

1. Nondirektive (Gesprächs-)Psychotherapie
2. Systemische (Familien-)Therapie
3. Gestalttherapie
4. Psychodrama

Umfragen unter Psychotherapeuten (z. B. Butollo u. a. 1996) belegen immer wieder, dass die meisten Kollegen in mehr als nur einem (Richtlinien-)Verfahren ausgebildet sind.

> »Im Ähnlichen das Unterschiedliche zu suchen und im Unterschiedlichen das Gleiche: das ist der Modus der Erkenntnis überhaupt« (Jaeggi 1997).

Derzeit sind verschiedene Modelle auf dem Markt, die dem Bedürfnis der Praktiker, über den Gartenzaun der eigenen Schulrichtung zu blicken, Rechnung tragen:

- Allgemeine Psychotherapie (hierzu u. a. Grawe 1998a, b)
- Eklektische Psychotherapie (hierzu u. a. Hoffmann u. a. 1998)
- Kombinierte Psychotherapie (hierzu u. a. Sass &. Herpertz 1999)
- Indikativ-differenzierte Psychotherapie (hierzu u. a. Fiedler 2000)
- Integrative Psychotherapie (hierzu u. a. Parfy 1998)

Die Konzepte brauchen im Detail nicht genauer dargestellt und auf ihre Brauchbarkeit hin diskutiert werden. Es liegen dazu bereits zahlreiche Veröffentlichungen vor (z. B. Vogel 2001). Wichtig ist für unser Vorhaben lediglich die Abgrenzung der hier vorgestellten Integrativen Psychotherapie von den anderen Versuchen.

> *Integrative Psychotherapie* meint die Anwendung unterschiedlicher therapeutischer Methoden auf dem theoretischen Boden einer definierten therapeutischen Schulrichtung. Dabei ist es unumgänglich, vor der Integration eines Therapieelements einer therapeutischen Richtung dieses in die theoretische Sprache der Basistheorie zu übersetzen und ihre Wirksamkeit mit den Möglichkeiten der Basistheorie zu erklären (Vogel 2001, S. 35).

Der hier vorgeschlagene Integrationsansatz will eben nicht, wie so viele andere Vorstellungen, die unter dem Etikett der Integration firmieren, eine Auflösung der therapeutischen Schulen und deren Ersatz durch eine »integrative Psychotherapie«:

Methodenintegration meint eben *nicht* diesen »dialektischen Prozess, der (…) bisher als unvereinbar geltende Systeme problem- und zielorientiert in ein neues therapeutisches System zusammenführt« (Buchkremer u. a. 2001). Die professionelle Identität als psychodynamisch arbeitender Psychotherapeut, die auch als Folge einer gelebten und erlebten Zugehörigkeit zu einer therapeutischen Schulrichtung aufgebaut wird (vgl. Hagehülsmann 2000), muss durch eine in dieser Arbeit vertretenen Integration nicht aufgegeben werden. Mit Hardt und Hebebrand (2004) soll im Gegenteil ein Impuls gesetzt werden »für den Erhalt der Schulen, deren Aufgabe darin besteht, das psychologische Denken in verschiedenen Gegenstandsbildungen (Tradition und Auffassung von psychischen Menschen) zu erhalten« (ebd. S. 146).

In einigen Facetten erinnert die hier vorgeschlagene Integrationsarbeit auch an Konzepte Fiedlers (z. B. 2000), der Störungsspezifität, Phänomenorientierung und Ätiologieausrichtung als zentrale Merkmale integrativer Arbeit beschreibt. Durch selektive, differentielle und adaptive Indikationsprozesse sollen die therapeutischen Schulrichtungen gesichtet und die therapeutische Strategie danach ausgerichtet werden. Zumindest »vorerst« können so die Therapieschulen beibehalten werden und treten in einen »konstruktiven Wettstreit« (ebd., S. 68) generell und v. a. für den Einzelfall.

Im hier vorgestellten Ansatz ist dagegen die *Hereinnahme primär schulenfremder Anteile* gemeint, ohne die eigene Therapieschule aufgeben oder mit anderen Schulen in Konkurrenz treten zu müssen. Nach Ansicht des Autors eignet sich die psychodynamische Schulrichtung wegen ihres mit Abstand elaboriertesten theoretischen Systems besonders für ein derartiges integratives Denken. Sicher ist aber auch in der kognitiven Verhaltenstherapie die Theoriebildung inzwischen auf einem entsprechenden Level angelangt, so dass durchaus auch an eine »Integration psychodynamischer Elemente in verhaltenstherapeutische Behandlungen« zu

7 Wege der Berücksichtigung unterschiedlicher Schulen

denken ist. (Deutlich sind solche grundsätzlich begrüßenswerten Vorstöße v. a. in den modernen, größtenteils schematheoretisch formulierten Behandlungsansätzen von Persönlichkeitsstörungen, die oft alten psychoanalytischen Wein in neuen, kognitiv-verhaltenstherapeutischen Schläuchen verkaufen, dies aber selten transparent machen, vgl. z. B. Sachse 2001 und 2002).

Wie zuvor bereits erwähnt, beschreibt Krause (z. B. 1997) in seiner »Allgemeinen Psychoanalytischen Krankheitslehre« ausführlich und eloquent viele der anstehenden theoretischen Überlegungen. Er würde aber wohl daraus kein »Übersetzungsschema« vorschlagen. Die Lösung sieht er vielmehr in

> »einer systematischen Teamarbeit von Therapeuten, die sich mit verschiedenen Krankheitsbildern und den verschiedenen Behandlungsphasen und -formen des therapeutischen Geschehens besonders gut auskennen, um dann am Patienten in einer Art Synergieeffekt das für ihn bestmögliche zu erarbeiten. All dies in einer Person verwirklichen zu wollen, ist nicht angemessen, irreführend und vom Anspruch bei weitem überhöht« (ebd., S. 154f).

Dem ist grundsätzlich zuzustimmen; trotzdem aber macht die Versorgungsrealität und die klinische Realität des einzelnen Praktikers etwas anderes – nämlich die Erweiterung und Anpassung des *individuellen* behandlungstechnischen Repertoires – nötig. Dieser Notwendigkeit trägt der hier vorgetragene Integrationsansatz Rechnung, ohne, und darauf sei explizit verwiesen, einen »Supertherapeuten« generieren zu wollen oder auf Spezialisierungen (deren konkretes Ausmaß aber noch zu bestimmen wäre) in Gänze zu verzichten.

8 Psychoanalyse und Verhaltenstherapie: Frühere Annäherungen

> »Psychoanalyse und Verhaltenstherapie scheinen feindliche Brüder zu sein, die ihre Verwandtschaft nicht wahrhaben wollen, in der doch gerade ihre gegenseitige Abneigung und ihre Rivalität begründet sind. Was sich nah ist, hasst sich gut« (Görres 1973, S. 71).

Unser Vorhaben der Integration von Verhaltenstherapie in psychoanalytisch orientierte Behandlungen ist eigentlich ein alter Hut: Dass wir uns mit unserem Thema der Integration auf, wenn auch modernem, jedoch sicher nicht gerade neuem Terrain bewegen, macht uns die Lektüre des alten Meisters selbst, nämlich der behandlungstechnischen Schriften Freuds deutlich. Selbstverständlich finden sich darin zahlreiche leidenschaftliche Plädoyers für die »tendenzlose Psychoanalyse« und manch' eine Fachgesellschaft hält bis heute kompromisslos an rigiden Behandlungsvorschriften fest. Aber Freud war praktischer Psychotherapeut genug, um sich auch andere Gedanken zu machen. Neben den Vorschlägen für die Behandlung des »Kleinen Hans«, der ersten dokumentierten Kindertherapie (Freud 1909), sind vor allem die Ausführungen Freuds auf dem Budapester Kongress 1918 relevant:

> »Wir können es nicht vermeiden, auch Patienten anzunehmen, die so haltlos und existenzunfähig sind, dass man bei ihnen die analytische Beeinflussung mit erzieherischen vereinigen muss, und auch bei den meisten anderen wird sich hie und da eine Gelegenheit ergeben, wo der Arzt als Erzieher und Ratgeber anzutreten genötigt ist« (Freud 1919, S. 246 f).

Psychoedukation (Erziehung) und Rat (Trainingsvorschläge und Bewältigungsstrategien) in unsere psychodynamische Behandlung einzugliedern, davon hat also Freud bereits vor mehr als 80 Jahren gesprochen. Zum »Wie« führt er weiter aus:

> »Aber dies soll jedes Mal mit großer Schonung geschehen, und der Kranke soll nicht zur Ähnlichkeit mit uns, sondern zur Befreiung und Vollendung seines eigenen Wesens erzogen werden.«

Und als Beispiel Freuds Einlassung zur Therapie der Zwangs- und Angststörungen.

> »Bei diesen letzteren (den Agoraphobikern, Anm. d. Verf.) hat man nur dann Erfolg, wenn man sie durch den Einfluss der Analyse bewegen kann, sich wieder wie Phobiker ersten Grades zu benehmen, also auf die Straße zu gehen und während dieses Versuchs mit der Angst zu kämpfen (...)
> Noch weniger angezeigt scheint ein passives Zuwarten bei den schweren Fällen von Zwangsstörungen« (ebd., S. 247 f).

Freud beschreibt hier zugleich die bis heute geläufigen primären Indikationen zur Integration von Verhaltenstherapie (s. unten): Angst- und Zwangsstörungen sowie die schweren Persönlichkeitsstörungen (unserem heutigen Sprachgebrauch nach etwas abfällig als die »haltlosen und existenzunfähigen« Patienten bezeichnet).

8 Psychoanalyse und Verhaltenstherapie: Frühere Annäherungen

Die offiziellen psychoanalytischen Theoretiker wie auch die Ausbildungsinstitutionen haben diese Ausführungen Freuds bis heute kaum bis gar nicht umgesetzt, man hat im Gegenteil den Eindruck, sie seien einem kollektiv wirksamen Abwehrmechanismus anheim gefallen, wurden quasi verdrängt. Einige löbliche Ausnahmen gibt es allerdings, die wichtigsten davon seien kurz erwähnt.

1. Die lernpsychologisch analytische Therapie

Dollard & Miller (1950) kamen in ihrer »Lernpsychologischen analytisch orientierten Therapie« zunächst quasi »von der anderen Seite her« und versuchten, psychodynamische Geschehnisse lerntheoretischen Überprüfungen und Erklärungen zu unterziehen.

Wohl wegen der zu simplen Darstellung des Psychoanalytischen, das hier rein lernpsychologisch erklärt werden soll, ist dieser Ansatz allerdings nicht weiterentwickelt worden und verlor sich in der Geschichte der Psychotherapie.

2. Konditionierung und Psychodynamik in der Krankheitsgenese

In den 1960er-Jahren formulierten Stampfel & Levis (z. B. 1968) einen Integrationsversuch, der sich v. a. auf Angstreaktionen bezog. Das Wiedererleben frühkindlich relevanter Problemsituationen in der Übertragungssituation der psychodynamischen Behandlung bringen sie in Verbindung mit dem lerntheoretischen Extinktionsprinzip durch Verzicht auf Vermeidungsverhalten. Die Ideen von Stampfel & Levis kommen dem Reizkonfrontations-Reaktionsverhinderungs-Verfahren nahe, wie in Kapitel 6 ausführlich dargestellt.

3. Die »zyklische Psychodynamik« von P. Wachtel

Mit dem Begriff der »zyklischen Psychodynamik« stellt der Psychoanalytiker und Verhaltenstherapeut P. Wachtel (1977), stark orientiert an der sog. »interpersonellen Schule« von H. S. Sullivan (1892–1949) und K. Horney (1885–1952), einen ersten ernsthaften Versuch der Vereinigung der schon in den 1970er-Jahren konkurrierend gegeneinander stehenden beiden großen Therapieschulen Psychoanalyse und Verhaltenstherapie vor. Er entwickelt seine Ansicht, die momentanen Verhaltensweisen des Patienten und die Reaktion des sozialen Umfeldes hätten u. a. den Zweck, verdrängte Konflikte unangetastet zu lassen. Ihren Ursprung haben diese Probleme nach Wachtel, ganz der psychoanalytischen Tradition entsprechend, in vergangenen, verdrängten Ereignissen und die Betroffenen setzen bestimmte Verhaltensweisen fort, damit diese lebendig bleiben (Reinszenierungen). Verhaltenstherapeutische Methoden in der Psychoanalyse wären so aus zweierlei Gründen vernünftig:

1. Sie veränderten pathologische Muster.
2. Sie würden helfen, die verschüttete, die zugrundeliegende Psychodynamik bewusst zu machen und einem Verständnis zuzuführen.

Der Ansatz von Wachtel liefert bis heute ein brauchbares, wenn auch begrenztes Rechtfertigungsargument zur Integration von verhaltenstherapeutischen Methoden. Es ist nicht recht einsichtig, warum Wachtel nicht breiter rezipiert wurde.

4. Integration von Psychodynamik und Verhaltenstherapie im »Handlungszusammenhang«

Wittmann legte 1981 einen weiteren Entwurf einer Integration beider Therapieschulen vor. Ausgehend von der mangelhaften verhaltenstherapeutischen Theorie zur therapeutischen Beziehung versucht er integrativ und auf der Basis einer neu entwickelten, handlungsorientierten Therapietheorie, psychodynamisches Verständnis zu integrieren. Auch bei diesem, durchaus lesenswerten Ansatz, kam es zu keiner Weiterentwicklung.

Heute mehr gefragt als die dargestellten, manchmal fast umständlich wirkenden Integrationsversuche, weil im Mainstream der schnellen ökonomischen Therapieeuphorie angesiedelt, sind die, sich ebenfalls »integrativ« bezeichnenden störungsspezifischen Versuche der Psychoanalyse, die im folgenden Kapitel etwas näher dargestellt werden sollen.

9 Störungsspezifische psychodynamische Verfahren: Aktuelle Vorreiter der Integration?

9.1 Die Transference-focused psychotherapy (TFP) und das Verlassen der »technischen Neutralität«

Manualisierungsversuche, also Versuche, psychotherapeutisches Tun mehr oder weniger strikten Handlungsanweisungen und -grenzen zu unterwerfen, diese explizit darzustellen und zu trainieren und so möglichst »vereinheitlicht« zu behandeln, gab es in der Geschichte der psychodynamischen Therapien immer wieder (z. B. Luborsky 1984). Etwa seit der Jahrtausendwende hat sich auch der bedeutsamste Protagonist psychodynamischer Psychotherapie, Otto F. Kernberg, diesem Trend verschrieben und stellt (z. B. 2000) eine sogenannte »übertragungsfokussierte Therapie« der Borderline-Persönlichkeitsstörung dar, die, anders als viele psychoanalytische Vorläuferinnen, auch störungsspezifisch ausgerichtet ist. Zwar werden nicht, wie in der Verhaltenstherapie üblich, Handlungsanweisungen und zu behandelnde Themenstellungen Stunde für Stunde vorgegeben (es gibt allerdings durchaus eine Phasenaufteilung), sondern man konzentriert sich anhand der Arbeit mit und an der Übertragung auf die internalisierten Objektbeziehungen und den damit verbundenen Abwehrmechanismen. Eine Standardisierung des therapeutischen Vorgehens ist allerdings beabsichtigt. Für unseren Zusammenhang interessieren v. a. die verhaltenstherapeutischen Elemente, die Eingang in das psychodynamische Verfahren gefunden haben. Im Manual zum Verfahren zählen Clarkin u. a. (2001, S. 319) auf:

- Therapievertrag
- Thematische Hierarchie
- Aktives, klärendes und z.T. konfrontatives Arbeiten
- Notwendigkeit von Supervision, audiovisuelle Aufnahmen der Therapiesitzungen

Kernberg und seiner Gruppe gelingt es, diese Elemente psychodynamisch begründet einzusetzen. Sie schaffen so tatsächlich eine Integration auch in dem in diesem Buch vorgeschlagenen Sinne. So arbeiten sie z. B. den Begriff der »technischen Neutralität«, der einige im Manual vorgesehenen Interventionen zunächst verbieten würde, um (z. B. Dulz u. a. 2000) und begründen auf diese Weise therapeutische Techniken in psychoanalytischen Termini. Im Gegensatz zum hier dargestellten Vorgehen ist die Manualisierung und Störungsorientierung allerdings durchaus als Hindernis für eine breitere Verwendung der integrativen Anteile der »übertragungsfokussierten Therapie« zu verstehen.

Noch einen Schritt weiter in der – allerdings ebenfalls störungsspezifischen – Integration verhaltenstherapeutischer Elemente geht Lohmer (2002), der, wie der vorliegende Ansatz auch, z. B. die »Kombination einer analytisch orientierten Einzeltherapie mit einer psychoedukativen Gruppe zum Erwerb von Fertigkeiten« (S. 44) empfiehlt.

9.2 Die Traumatherapien

> »Wahrscheinlich ist die integrative Therapie bei komplexen
> Störungsbildern die Therapie der Zukunft«
> (Reddemann 2004).

Ausgehend von Horowitz (1976, 1979) entwickelte sich in der traumaspezifischen psychodynamischen Therapie bereits in den 1970er-Jahren eine integrative Idee, die bis heute die »Trauma-Szene« bestimmt. Kurz zu nennen sind hier die Konzepte der Psychodynamischen Imaginativen Traumatherapie von Luise Reddemann (z. B. 2001, 2004), die nun ebenfalls als Manual vorliegen, besonders aber die sogenannte Mehrdimensionale Psychodynamische Traumatherapie von Gottfried Fischer (z. B. 2000). Letzterer hat mit seinem »dynamisch behavioralen Vorgehen« (z. B. Fischer & Klein 1997) ein erstes universal nutzbares Integrationsschema verhaltenstherapeutischer Techniken im Rahmen eines psychodynamischen Gesamtverständnisses vorlegt, das inzwischen allerdings stark auf die Traumatherapie ausgerichtet ist. Für unseren Zusammenhang ist von ihm v. a. die Abstimmung der verhaltenstherapeutischen Einzeltechniken in die »optimale Differenz zwischen Übertragung und Arbeitsbündnis« zu lernen, ein Konzeptbaustein, auf den später noch einmal einzugehen sein wird.

Der bedeutsame Unterschied zwischen dem Vorschlag Fischers und dem hier dargestellten Vorgehen ist, dass gerade *kein* neues Theoriemodell darzustellen ist, um relevante Integrationsarbeit zu leisten. Nach unserer Meinung reicht die gängige psychodynamische Theoriebildung bei weitem aus, um Verfahren anderer Therapieschulen aufzunehmen. Das Erlernen neuer theoretischer Systeme ist hierzu, wie darzustellen ist, nicht erforderlich.

9.3 Psychodynamische Therapien – prozessual-adaptiv statt störungsspezifisch

> »Wenn ich Herrn X behandle, so bin ich genötigt, die
> Methode X anzuwenden, und bei Frau Z. die Methode Z.
> Das heißt, die Wege und Mittel der Behandlung werden
> vorwiegend durch die Natur des Kranken bestimmt (...) Die
> wirkliche und wirkungsvolle Neurosentherapie ist immer
> individuell, und daher muss sie sture Verwendung einer bestimmten Theorie oder Methode als von Grund auf verfehlt
> bezeichnet werden.«
> (Jung 1924, GW Bd. 17, § 203)

Aus der Erfahrung der Verhaltenstherapeuten mit störungsspezifischen Konzepten, aber auch aus der bisherigen Anwendungspraxis psychodynamischer störungsspezifischer Manuale (s. zuvor) lässt sich eines deutlich lernen: Kaum ein störungsspezifisches Konzept wird in der alltäglichen Praxis wirklich genau so angewandt, wie es im Manual niedergelegt wurde. Nicht nur, dass sich durch diese simple Tatsache alle Rede von einer evidence-based Psychotherapie ad absurdum führen lässt (zur grundsätzlichen Kritik am evidence-based-Ansatz vgl. u. a. Westen u. a. 2004). Es wird auch deutlich, dass die Psychotherapie insgesamt eine andere Behandlungstheorie benötigt als ihre störungsspezifischen Detailvarianten. Dies ist auch Therapieforschern bekannt, die sich nicht gerade durch ihre Nähe zur Psychoanalyse auszeichnen: »Der Modetrend der Störungsspezifität wird sich zu Tode siegen« (Klaus Grawe in Rudolf & Grawe 2004, S. 18). Als Konsequenz folgt die Rede der Zusammenführung störungsspezifischer und allgemeiner Therapiemethoden (z.B. Fiedler 2001, Strauß 2001). Betrachtet man aber die therapiepraxis-relevanten Veröffentlichungen, so ist dem Ausufern störungsspezifischer Angebote zumindest innerhalb der Verhaltenstherapie, immer mehr aber auch innerhalb der Psychoanalyse, noch kein Einhalt geboten.

Zur einfachen, aber primär patientenzentrierten (subjektspezifischen) Anwendung integrativer Momente wird hier daher ein verlaufsadaptives Modell vorgeschlagen. Dieses Vorgehen folgt auf der Ebene der Psychotherapieforschung den therapieschulübergreifenden Phasenmodellen des therapeutischen Prozesses, in denen dieser etwa in eine Remoralisierungs-, Remediations- sowie Rehabilitationsphase, die probabilistisch aufeinander folgen (z.B. Lutz u.a. 2004) eingeteilt wird. Für unseren Zusammenhang heißt dies, je nach gerade anstehender therapeutischer Entwicklungsphase des Patienten werden zwischenzeitlich brauchbare Elemente anderer Therapieschulen (die dann auch durchaus störungsspezifisch sein dürfen) herangezogen. Die gerade anstehende Therapiephase bzw. der gerade aktuelle psychisch-strukturelle Entwicklungsstand, die vorherrschenden Konflikte und Abwehrmechanismen, werden vom Therapeuten wahrgenommen, in psychodynamischer Terminologie formuliert und verstanden. Hermeneutisches Verstehen (z.B. Gadamer 1986) wird hier zu einem Kernpunkt psychotherapeutisch (-integrativen) Arbeitens. Diese Entwicklungsphasen müssen nicht stringent aufeinander aufbauen; viel häufiger wird es ein Vorwärts- und Rückwärtsverlauf sein, dem angepasst interveniert und, wenn erforderlich, integriert wird.

→ Je nach individueller Notwendigkeit werden störungsspezifische Elemente phasenweise adaptiv integriert.

Eine Vorgabe, zu welchem Zeitpunkt welche Intervention (hier Integrationsmaßnahme) anzuwenden ist, braucht hier also nicht abstrakt formuliert zu werden; dieser wird ausschließlich individuell festgelegt.

10 Verhalten und Unbewusstes: Gemeinsames und Trennendes in der Theorie von Verhaltenstherapie und psychodynamischen Therapien

Auffälligster metapsychologischer Unterschied zwischen der Verhaltenstherapie und psychodynamischen Therapien ist deren unterschiedliche, in manchen Fällen fast diametral entgegengesetzte Berücksichtigung eines Konstruktes, das die großen Geister unserer Welt bewegte, seitdem selbstreflexives Denken eingesetzt hat: Das Unbewusste. Die alltagsbanale Verwendung des Begriffs ist enorm und der »Glauben« an ein Unbewusstes und die Berücksichtigung dieses »Glaubens« scheidet denn auch nicht selten die Geister in interdiziplinären psychotherapeutischen Diskussionen. Es geht – allgemein gesagt – um die Frage, ob das menschliche Subjekt auf seine bewussten Abläufe (evtl. plus körperlicher Vorgänge wie Verdauung, Stoffwechsel etc.) reduzierbar ist, und zwar zum einen allgemein, zum anderen speziell in der psychotherapeutischen Situation. Für die Frage einer Integration dieser beiden Verfahren ist also gerade dieser Bereich ein Grundsätzlicher, auch weil er enorme Implikationen für das konkrete therapeutische Vorgehen bedeutet. Im folgenden Abschnitt sollen die unterschiedlichen Vorstellungen vom Unbewussten kurz hergeleitet und dann die moderneren, meist psychoanalytisch inspirierten Versionen aufgezeigt werden. In einem weiteren Schritt werden Überlegungen zur Berücksichtigung des Unbewussten bzw. »unbewusster Vorgänge« in kognitiv verhaltenstherapeutischen Konzeptionen aufgezeigt. Das Unbewusste verstehen wir hier zunächst tendenzlos als »seelische Vorgänge, die nicht unmittelbar der Selbstbeobachtung zugänglich sind, aber an ihren Wirkungen erkannt werden und u.U. das bewusste Erleben und Verhalten beeinflussen oder steuern« (Brockhaus). Wir werden aufzeigen, inwieweit philosophische und psychologische Schulen den Begriff anders sehen, und für unseren Gegenstand besonders relevante Denker ausführlicher betrachten.

10.1 Die Entstehungsgeschichte des Begriffes des Unbewussten

> »Die Philosophie, welche man wählt,
> hängt davon ab, welcher Mensch man ist.«
> Fichte

Bei der Beschäftigung mit dem Thema »Unbewusstes« müssen wir berücksichtigen, dass wir uns mit unserem bewussten Denken nur mit Inhalten befassen können, die diesem Denken zugänglich sind, also zumindest bewusstseinsfähig und bewusstseinsnah sein müssen. Es ist, wie es der amerikanische Religionsphilosoph Allan Watts ausdrückte, die Frage, ob und wie »wir uns selbst auf die Schliche kommen« können. Er führt dabei das Gödel-Theorem an, »demzufolge es kein logisches System geben kann, das seine Axiome selbst definiert. Die Axiome eines Systems müssen stets in Sinne eines höheren Systems definiert werden (Watts 2003, S. 127).

Eine gute Zusammenfassung des Dilemmas gibt Knapp (1982, S. 264):

»In einer logischen Überlegung kann gesagt werden: Ob es unbewusste Vorgänge gibt oder nicht, darüber lässt sich schwer streiten, denn der Behauptung der Existenz eines unbewussten Psychischen steht der Tatbestand gegenüber, dass alles, was wir denken und worüber wir reden, in einem Bewusstsein gegeben sein muss. Wenn wir demnach von unbewussten Vorgängen sprechen, sind diese bereits Gegenstand eines Bewusstseins geworden. Danach erscheint es sinnlos, psychische Vorgänge als unbewusst zu bezeichnen, denn sobald wir von ihnen reden können, sind sie bereits bewusst, und wenn sie unbewusst sind, dann wissen wir eben nichts von ihnen und können über sie auch nicht reden. Diese logische Überlegung entspricht der traditionellen Auffassung in Philosophie und Psychologie, dass das Seelische mit Bewusstsein gleichzusetzen ist.«

Freud schreibt zu diesem grundlegenden Problem:

»Wie sollen wir zur Kenntnis des Unbewussten kommen? Wir kennen es natürlich nur als Bewusstes, nachdem es eine Umsetzung oder Übersetzung in Bewusstes erfahren hat« (Freud 1915, S. 264).

Die Psychoanalyse hat eigene Ideen und eine eigene Erkenntnismethode entwickelt, um dieser Tatsache gerecht zu werden. Doch zunächst zu den philosophischen Vorläufern, die sich dieses Problems teilweise durchaus ebenfalls *bewusst* waren.

1. Die Vorläufer

Die Versuche der Annäherung an den Begriff in der Antike sowie in außereuropäischen Kulturen muss an dieser Stelle außen vor bleiben. Für die moderne Begriffsbetrachtung ist zuallererst von Relevanz die Bewusstseinsphilosophie von Rene Descartes (1596–1650), Mathematiker, Naturwissenschaftler, Philosoph und »Ahnherr« des modernen Rationalismus. Sein *cogito, ergo sum* und seine Zweiteilung in *res cogitans* (der Mensch als denkende Substanz) und *res extensa* (die Welt als ausdehnende Substanz) weist auf die Gleichsetzung seelischer Vorgänge mit bewussten Vorgängen hin und führte zu Alternativkonzeptionen in der darauf folgenden Philosophie. Hervorzuheben ist dabei der Empirismus mit dem englischen Philosophen John Locke (1632–1704), der wohl auch an den Anfang der »Entwicklung der Psychologie im modernen Sinne als Analyse des empirischen Bewusstseins« (Schmidt 1978, S. 400) zu setzen ist. Die *Tabula rasa* des Bewusstseins wird durch Erfahrung mit Inhalt gefüllt. In Widerspruch zu Descartes betont Locke sozusagen die nicht bewussten Einflussfaktoren auf das Bewusstsein, die Gleichsetzung von Kognition bzw. Reflexion und Bewusstsein wird allerdings beibehalten. Den großen Schritt in eine neue Richtung macht erst Leibnitz (1646–1716), dessen Vorstellungen deshalb eingehender betrachtet werden sollen.

2. Leibnitz und die »klare aber verworrene Erkenntnis« und die Zeit danach

Wichtigster Ausgangspunkt des Leibnitz‹schen Denkens ist seine Theorie der Monade (griech. Monas: Eins, Einheit) als grundlegende, körperliche und geistige Substanzen, die mehr oder weniger bewusst wirken und unterschiedliche Vorstellungen produzieren. Die Monade ist dabei ein neu definierter antiker philosophischer Begriff von komplexer Definition, die sowohl das All-Eine als auch die kleinste Einheit, aus deren Anhäufung sich alles andere darstellt, bedeutet. Körper und Seele sind ebenfalls jeweils Zusammenschlüsse von zahlreichen Monaden. Nur Gott ist als Urmonade voller Bewusstheit fähig, vom Menschen bis zu den Pflanzen nimmt die Bewusstheit der Monaden ab. Leibniz unterscheidet dabei »die ›Apperception‹ als reflexives Wissen oder Bewusstsein der inneren Zustände der Monade von der ›Perception‹, die den inneren Zustand einer Monade darstellt, der ›äußere Dinge‹ repräsentiert«. Damit wendet er sich »gegen Lockes Behauptung, alle geistigen Zustände seien bewusst, mit dem Einwand, diese These führe letztlich zu einem unendlichen Regress, weil danach auch jeder bewusste mentale Zustand seinerseits das Objekt eines höherstufigen Bewusstseinszustands sein muss. Aus diesem Grund kann es Leibniz zufolge unbewusste geistige Zustände geben« (Metzinger & Schumacher 1999, S. 174).

Leibniz unterscheidet also, und das ist für unseren Zusammenhang besonders wichtig, ein Kontinuum von Verworrenheit (Unbewusstheit) bis hin zu klarster Selbsterkenntnis. »Mit dieser eher metaphysisch als psychologisch fundierten Lehre liegt eine erste relativ ausgearbeitete Konzeption des Unbewussten vor, die seine Kontinuität zum Bewusstsein – in moderner Terminologie: Das Unbewusste als *Vor*bewusstes bzw. *Unter*bewusstes – hervorhebt und ungeachtet ihrer Hinweise auf seine handlungsdeterminierende Kraft vor allen Dingen den kognitiven Aspekt des Unbewussten betont« (Mies & Brandes 1999, S. 1658).

Der deutsche Aufklärer und Vater des deutschen Rationalismus Christian Wolff (1669–1754), der im Übrigen den Begriff des *Bewusstseins* in das deutsche philosophische Denken einbrachte, folgte mit seiner Idee der »dunklen Vorstellungen« Leibniz auf dem Fuße. Diese erhalten eine besondere Bedeutung, stellen sie nach seiner Auffassung doch die Grenzen der rationalen Vernunft dar. Planter formuliert daraufhin erstmals den Begriff des *Unbewusstseins*. Der Empirismus versucht sich also an dem Gegenstand des Unbewussten, u. a. im Gewande der in dieser Zeit neu entstehenden empirischen Psychologie.

Der Königsberger Immanuel Kant (1724–1804), Begründer von Transzendentalphilosophie und Kritizismus, benannte das »Unbewusste« als »undeutliche Vorstellungen«. Er erneuert die alte dualistische Sichtweise, indem er »die Einheit der Erfahrung auf die synthetische Einheit der Apperception, auf den Objektbezug des Selbstbewusstseins zurückführt und Vernunft und Sinnlichkeit, Freiheit und Natur scharf voneinander trennt« sowie den »Begriff der bewusstlosen Zweckmäßigkeit in der Natur und der Kunst, die schön ist weil sie als absichtslose Natur erscheint, und sich dem Genie verdankt, das selbst nicht weiß, wie sich in ihm die Ideen dazu herbeifinden« (Mies & Brandes 1999, S 1659).

Beeinflusst von den Ideen des Idealismus (v. a. Schelling, 1775–1854) entwickelte sich die für unseren Gegenstand wohl bedeutsamste deutsche philosophische Strömung, die romantische Naturphilosophie, die mit dem sächsischen Arzt und Freund Goethes, C. G. Carus (1789–1869) und dessen erstem umfassenden Werk zum Thema des »Unbewussten«: »Psyche – Zur Entwicklungsgeschichte der Seele«, erstmals eine übergreifende Konzeptionalisierung eines durchwegs positiven und zu Heilungszwecken nutzbar zu machenden Unbewussten vorlegt. Den von ihm fest etablierten Begriff des *Unbewussten* unterscheidet er nicht von Planters »*Unbewusstsein*«. Hier formuliert sich auch die später so bedeutsame Idee des Konfliktes zwischen bewussten und unbewussten Strebungen und die

Auffassung von Krankheit als Ausdruck eines leib-seelischen Geschehens. Weniger Freud, vielmehr Jung wird sich von diesen Ideen beeindruckt zeigen und sie fortentwickeln (s. unten).

Durch das Aufkeimen der »empirischen Naturwissenschaften und der Zuspitzung der sozialen Frage (…) beginnt die Konjunktur für die irrationalistische Theorie des Unbewussten, die sich transzendentalphilosophischer Argumentationsweisen, einer verfeinerten psychologischen Analyse und des fortschreitenden Wissens über die physiologischen Aspekte des Seelenlebens und seiner Pathologie bedient, um Bewusstsein und Rationalität als Epiphänomene gegenüber einem naturhaft blinden und sinnlosen Willen zu entlarven, der dem bewussten Ich ebenso vorausgesetzt ist wie aller Wissenschaft und Moral« (Mies & Brandes 1999, S. 1660).

10.2 Die Vorläufer der modernen Theorien des Unbewussten im 19. Jahrhundert: Schopenhauer und Nietzsche

10.2.1 Schopenhauers Metaphysik des Unbewussten

> »Die Zeit wird kommen, wo, wer nicht weiß, was ich über einen Gegenstand gesagt habe, sich als Ignoranten bloßstellt.«
> Schopenhauer

Der deutsche Philosoph und »Privatgelehrte« Arthur Schopenhauer (1788–1860) gilt als der Urahn der Freudschen Lehre des Unbewussten und soll daher nähere Betrachtung finden. Von Kant schwer beeindruckt und von Goethe zeitweise unterrichtet, blieb seinem Hauptwerk (»Die Welt als Wille und Vorstellung«, bereits 1819 erschienen) und seiner gesamten philosophischen Sicht die fachliche Beachtung bis ins hohe Alter versagt. Die insgesamt sehr pessimistische und von ostasiatischem Gedankengut durchdrungene Lehre des selbsternannten »Kaisers der Philosophie« geht »von den beiden Sätzen aus: 1. die Welt ist an sich Wille, 2. die Welt ist an sich Vorstellung (…) Alles, was für die Erkenntnis da ist, also diese ganze Welt, ist Objekt in Beziehung auf ein Subjekt, ist Anschauung des Anschauenden, mit einem Wort, Vorstellung. Also: Kein Subjekt ohne Objekt, kein Objekt ohne Subjekt. (…) Das als Individuum erscheinende Subjekt des Erkennens findet als ein innerstes Wesen den Willen, und zwar aus der Erfahrung seines Leibes. (…) Der Wille als Ding an sich liegt außer aller Zeit und allem Raum, wie auch außer aller Kausalität: Er ist grundlos, ursachlos ziellos und erkenntnislos« (Schmidt 1978, S. 600).

Schopenhauer begründet ein ganzes metaphysisches Denkgebäude des Unbewussten:

> »Alles ursprüngliche, alles echte Sein ist unbewusst: was durch das Bewusstsein durchgegangen ist, ist Vorstellung geworden und seine Äußerung ist die Mitteilung einer Vorstellung. Alle echten Eigenschaften im Charakter oder Geiste des Menschen sind daher unbewusst, und nur als solche machen sie tiefen Eindruck. Alles Bewusste der Art ist wenigstens zur Hälfte Affektion d. i. Trug« (Schopenhauer 1995, Bd. III, S. 439).

Das Bewusstlose bezeichnet Schopenhauer als dem Bewusstsein zugrundeliegend. Seine Beschreibung des Menschen als »heimlicher Theaterdirektor seiner Träume« (1995, Bd. II, S. 392) macht ihn in direkter Linie zum Vorgänger psychoanalytischer Verstehensweisen des Unbewussten und verdeutlicht seine buddhistischen Integrationen:

> »Wir geben recht gerne zu, dass das Leben jedes Individuums nur eine Art langer Traum sei, der am Anfang und am Ende von einem bewusstlosen Schlaf eingrenzt ist: und da das Ganze der objektiven realen Welt doch nur in den Vorstellungen aller Individuen besteht, die ja eben das Subjekt des Objekts sind; so gilt vom Ganzen der Erscheinung, von der objektiven Welt, was vom Bewusstsein jedes Einzelnen gilt: – das Dasein dieser erscheinenden Welt ist ein traumartigen; und daher will auch unsere Philosophie es sich allenfalls gefallen lassen, weiter nichts zu leisten, als die Bedeutung jenes Traumes auszulegen, die Deutung jenes Traumes zu sein« (1990, Bd. I, S. 506).

Die Notwendigkeit der Deutung der Erscheinungen der Welt wird betont: »Die ganze Natur ist eine große Hieroglyphe, die einer Deutung bedarf« (1990, Bd. II, S. 64). E.v. Hartmanns (1842–1906) *Philosophie des Unbewussten* (1896) beschreibt viele Gedanken Schopenhauers und integriert diese in Gedanken Hegels und Schellings: »Das Prinzip der praktischen Philosophie besteht (demnach) darin, alle glückgerichtete Pseudomoral zu entlarven und die Zwecke des Unbewussten – die Welterlösung vom Elend des Wollens – zu Zwecken seines Bewusstseins zu machen« (Schmidt 1978, S. 250).

10.2.2 Der Beitrag Nietzsches

Friedrich Nietzsche (1844–1900), selbsternannter Autor des »tiefsten Buches, das die Menschheit besitzt« (*Also sprach Zarathustra,* 1882), beschrieb nicht nur eine Philosophie des Übermenschen. Seine Auseinandersetzungen mit dem Unbewussten in deutlicher Nachfolge Schopenhauers beeinflusst bis heute die Denker der Disziplin. Auch er entwickelt eine dunkle Weltsicht, die sich in seinen auf unseren Gegenstand bezogenen Gedanken widerspiegelt. Wie bei Schopenhauer, so ist auch bei ihm nicht die Vernunft, sondern der Wille das entscheidende Philosophikum: »Die Welt ist der Wille zur Macht«.

»Nietzsche selbst hat im ›Zarathustra‹ die drei Stufen geschildert, durch die der sich entwickelnde Mensch hindurchgeht. Abhängigkeit von Autoritäten und Meistern – Losreißen von diesen, Erkämpfen der Freiheit (negative Freiheit, ›Freiheit von‹) – Hinwendung zu den eigenen Werten und endgültigen Zielen (positive Freiheit, Freiheit zu)« (Störig 1978, S. 197).

Nietzsche weist dem Unbewussten in unserer Existenz einen grundlegenden Stellenwert an:

> »Die längsten Zeiten hindurch hat man bewusstes Denken als das Denken überhaupt betrachtet: Jetzt dämmert uns die Wahrheit auf, dass der allergrößte Teil unseres geistigen Wirkens unbewusst, ungefühlt verläuft« (Die fröhliche Wissenschaft, 1882, S. 333).

Seine negativistische Sicht des Menschen und seines Bewusstseins (»der oberflächlichste, schlechteste Teil« davon) findet einen geringen Ausgleich in einer eher positiven Einschätzung unbewusster Prozesse: »Wir leugnen, dass irgendetwas vollkommen gemacht werden kann, solange es noch bewusst gemacht wird« (Der

Antichrist, 1888, S. 14) oder auch: »Was wir im Traum erleben, vorausgesetzt dass wir es oftmals erleben, gehört zuletzt so gut zum Gesamthaushalt unserer Seele, wie irgendetwas ›wirklich‹ Erlebtes« (Jenseits von Gut und Böse, 1886, S. 193). Viele tiefenpsychologische Ideen zum Traumgeschehen, wie etwa die Wunscherfüllung oder die kompensatorische Funktion der Träume wurden im Übrigen von Nietzsche bereits ebenso vorweggenommen wie die Konzeption der »Verdrängung«:

»Das habe ich getan, sagt mein Gedächtnis. Das kann ich nicht getan haben, sagt mein Stolz und bleibt unerbittlich. Endlich gibt das Gedächtnis nach« (Jenseits von Gut und Böse, 1886).

Seine Wertschätzung des Subjektiven und damit auch dessen unbewusster Determiniertheit zeigt sich auch in dem folgenden polemisierenden Zitat gegen den (in der Verhaltenstherapie dominanten) Positivismus:

»Gegen den Positivismus, welcher bei den Phänomenen stehen bleibt ›es gibt nur Tatsachen‹ würde ich sagen: nein, gerade Tatsachen gibt es nicht, nur Interpretationen. Wir können kein Faktum an ›sich‹ feststellen: vielleicht ist es ein Unsinn, so etwas zu wollen. ›Es ist alles subjektiv‹ sagt ihr: aber das ist schon Auslegung. Das ›Subjekt‹ ist nichts Gegebenes, sondern etwas Hinzu-Erdichtetes, Dahinter-Gestecktes – Ist es nicht nötig, den Interpreten noch hinter die Interpretation zu setzen? Schon das ist Dichtung, Hypothese (…) Unsere Bedürfnisse sind es, die die Welt auslegen: Unsere Triebe und deren Für und Wider« (Sämtliche Werke, 1980).

> → Darstellungen der geisteswissenschaftlichen Entwicklung der Sicht auf das Unbewusste verzichten nicht selten auf eine Rezeption der Ideen von Marx und Engels (»Nicht das Bewusstsein bestimmt das Leben, sondern das Leben bestimmt das Bewusstsein« (Jenseits der Illusionen, MEW 3, S. 26). In der vorliegenden Übersicht werden deren Ideen bei der Darstellung der psychoanalytischen Sozialpsychologie aufgenommen, da hier der engste Zusammenhang mit für unseren Gegenstand relevanten Inhalten besteht.

10.3 Das Unbewusste in den Anfängen der empirischen Psychologie

Ausgehend von J. F. Hebart (1776–1841) und seinen »Konzeptionen der Bewusstseinsschwelle und des Kampfes der Vorstellungen um Zugang zum Bewusstsein« (Mies & Brandes, S. 1660) durch das Prinzip der Apperzeptionsmasse (Bewusstsein entsteht dadurch, dass kongruente Ideen sich anziehen und miteinander verbinden) und G. Th. Fechner (1801–1887) mit seinem »mathematischen Begriff der negativen Größe, (der) die Wirksamkeit des Unbewussten zu fassen versucht und ein Lust- und ein Konstanzprinzip in die Erklärung der Funktionsweise des Unbewussten einführt (ebd.), entwickelt sich ein kurzer Versuch der Fassung unbewusster Phänomene mittels empirischer Methoden, der dann aber schnell abgelegt wird (zu den Zugangsweisen der akademischen (empirischen) Psychologie zum Phänomen vgl. Kap. 5). Unberührt von diesen Tendenzen wendet sich, über den »Umweg der Hypnose«, die in ihren Anfängen vorwiegend außeruniversitär organisierte Psychoanalyse dem Unbewussten als ihrem primären Gegenstand zu.

> **Zusammenfassung**
> Dargestellt wurden die relevanten philosophischen Sichtweisen auf das Phänomen des Unbewussten. Jaeggi u. a. (2003, S. 32) unterscheiden zusammenfassend hinsichtlich der philosophischen Traditionen:
>
> - Die Denktradition eines *kognitiven* Unbewussten, die aus der Ära des Rationalismus stammt (Leibnitz, Kant).
> - Die Konzeption eines *vitalen* Unbewussten, die der Romantik nahe steht (Schelling, Carus).
> - Die Philosophie eines *triebhaft-irrationalen* Unbewussten, die ihre Wurzeln in der Anthropologie des »Willens« hat (Schopenhauer, Nietzsche).
>
> Wir werden im Folgenden sehen, wie die Einwirkungen dieser Traditionen auf die modernen psychologischen Konzeptionen zum Gegenstand aussehen.

10.4 Das Unbewusste in der Tiefenpsychologie

10.4.1 Allgemeines

Die psychoanalytische Erforschung des Unbewussten beruht auf dem Freud‹schen »Junktim zwischen Heilen und Forschen« als Grundlage jeglicher Forschungsmethodologie. Ausgangspunkt für die Konzeptionalisierung sind bei Freud also Krankheitssymptome und der Versuch, diese unter Rückführung auf ein metapsychologisches Theoriesystem zu verstehen. Die Benutzung des Begriffs ist auch innerhalb der Psychoanalyse nicht ganz einheitlich. Zeitweise wird »unbewusst« auch hier im alltagssprachlichen Sinne mit »nicht dem Wachbewusstsein zugänglich« gleichgesetzt, eine deutliche Verkürzung des Bedeutungsgehaltes, wie sich zeigen wird. Knapp (1982, S. 280) gibt folgende Aufzählung allein der Freudschen Betrachtung:

1. Das Unbewusste als psychische Repräsentanz des Triebes (Es)
2. Das Unbewusste als energetische Quelle des Seelenlebens
3. Das Unbewusste als lebensgeschichtlich Verdrängtes (infantiles)
4. Das Unbewusste als eine besondere seelische Arbeitsweise (Primärvorgang)
5. Das Unbewusste im Sinne von Anteilen des Ich und Über-Ich (Ich-Ideal)
6. Das Unbewusste als archaische Erbschaft
7. Das Unbewusste als Gegenbegriff zu Bewusstsein

Die Wichtigsten dieser Aspekte werden im nachfolgenden Abschnitt zusammengefasst.

10.4.2 Freud und die klassisch-psychoanalytische Sicht

> »Flectere si nequeo superbos, Acheronta movebo«
> (Vergil, Äneis, 7, 312, von Freud der Traumdeutung vorangestellt:
> »Kann ich die Götter nicht beugen, so werd ich den Orkus bewegen.«)

Jaeggi u. a. (1999, S. 91) weisen darauf hin, dass sich die Entwicklung der psychoanalytischen Konzeption des Unbewussten in einer »Wiener Atmosphäre« von politischer und gesellschaftlicher Einflusslosigkeit der intellektuellen Eliten als »Lieblingsspiel der politisch machtlosen Intellektuellen Österreichs« mit der Folge einer kompensatorischen »Wendung nach innen« dieser Gesellschaftsschicht vollzog.

> »Die besondere Rolle Freuds in der Philosophie besteht meines Erachtens darin, dass er den Geist der Romantik mit dem des Rationalismus vereinigt hat. Freud war in der Tat ein Romantiker, der mit anderen sein Interesse an der menschlichen ›Unterwelt‹ im Traum und Mythos teilte. (…) Das Grundprinzip von Freuds Therapie lautet: Wer sein Unbewusstes versteht, befreit sich in eben diesem Prozess und kann damit sein Symptom überwinden« (Fromm 1962, S. 223).

Sich des (in der Einführung des Kapitels beschriebenen) grundsätzlichen Problems der Erkenntnis des Unerkennbaren (weil Unbewussten) durchaus bewusst, wählte Sigmund Freud (1856–1939) den Kunstgriff über die Erforschung des Unbewussten anhand der (indirekten) Beobachtung seiner äußeren Ereignisse:

> »Wie Kant uns gewarnt hat, die subjektive Bedingtheit unserer Wahrnehmung nicht zu übersehen und unsere Wahrnehmung nicht für identisch mit dem unerkennbaren Wahrgenommenen zu halten, so mahnt die Psychoanalyse, die Bewusstseinswahrnehmung nicht an die Stelle des unbewussten psychischen Vorgangs zu setzen, welcher ihr Objekt ist« (Freud 1915a, S. 144).

Freud (1910) machte die Anerkennung des Unbewussten zum entscheidenden Punkt, ob jemand sich der Psychoanalyse nähern kann oder nicht:

> »Die Unterscheidung des Psychischen in Bewusstes und Unbewusstes ist die Grundvoraussetzung der Psychoanalyse und gibt ihr allein die Möglichkeit, die ebenso häufigen als wichtigen pathologischen Vorgänge im Seelenleben zu verstehen, der Wissenschaft einzuordnen. Nochmals und anders gesagt: Die Psychoanalyse kann das Wesen des Psychischen nicht ins Bewusstsein verlegen. Und er meint, er wäre darauf vorbereitet, dass schon an dieser Stelle ein Teil der Leser haltmacht und nicht weiter mitgeht, denn hier ist das erste Schibboleth der Psychoanalyse« (S. 239).

Aus der Beschäftigung zunächst mit der Behandlung hysterischer Symptome entwickelte Freud den Begriff der Verdrängung als Grundlage aller später formulierten Abwehrmechanismen. Hier kommt dann bereits eine Konzeptionalisierung des Unbewussten ins Spiel:

> »Wir werden ferner durch die Erfahrung an den Übertragungsneurosen zu dem Schluss genötigt, dass ihr Wesen (das der Verdrängung, Anm. d. Verf.) nur in der Abweisung und Fernhaltung vom Bewussten besteht. (…) Wir meinen jetzt auch, Verdrängung und Unbewusstes seien in so großem Ausmaß korrelativ, dass wir die Vertiefung in das Wesen der Verdrängung aufschieben müssen, bis wir mehr von dem Aufbau des psychischen Instanzenzuges und der Differenzierung von Bewusst und Unbewusst erfahren haben« (Freud 1915b, S. 108).

10.4 Das Unbewusste in der Tiefenpsychologie

In der gleichen Arbeit unterscheidet Freud zwischen der *Urverdrängung*, die der »psychischen (Verstellungs-)Repräsentanz des Triebes die Übernahme ins Bewusste versagt« und der »*eigentlichen Verdrängung*, [sie] betrifft psychische Abkömmlinge der verdrängten Repräsentanz oder solche Gedankenzüge, die anderswoher stammen, in assoziativer Beziehung zu ihr geraten sind« (ebd., S. 109).

Bedeutsam v. a. für spätere Entwicklungen, ist hier auch die sprachpsychologische Sicht des Unbewussten, die bereits von Freud (1915a, S. 300) angelegt wurde:

> »Was wir die bewusste Objektvorstellung heißen dürfen, zerlegt sich uns (...) in die Wortvorstellung und in die Sachvorstellung, die in der Besetzung, wenn nicht der direkten Sacherinnerungsbilder, doch entfernterer und von ihnen abgeleiteter Erinnerungsspuren besteht. Mit einem Male glauben wir nun zu wissen, wodurch sie eine bewusste Vorstellung von einer unbewussten unterscheidet (...) die bewusste Vorstellung umfasst die Sachvorstellung plus der dazugehörigen Wortvorstellung, die unbewusste ist die Sachvorstellung allein.«

Diese Ausführungen begründen im Übrigen eine analytische Sprachtheorie mit ihrem Ausgangspunkt des Postulats des nahen Verhältnisses zwischen Bewusstsein und Sprache. Das Sprechen über Phantasien, Träume und Assoziationen kann somit als ein Versuch verstanden werden, Unbewusstes in Sprache zu übersetzen, womit die Bewusstwerdung einherginge.

Als die *Inhalte* des Unbewussten werden bei Freud also die Triebrepräsentanzen (nicht der jenseits von Bewusst und Unbewusst stehende Trieb selbst), zusammengesetzt aus Vorstellung und energetischem Gehalt, und deren Abkömmlinge definiert. Wichtig ist an dieser Stelle allerdings auch zu betonen, dass in den späteren Jahren, v. a. durch die Einführung des zweiten topischen Modells (Es, Ich, Über-Ich) und der Anerkennung der Tatsache, dass sie alle unbewusste Elemente besitzen, die Gleichsetzung zwischen Unbewussten und Verdrängten von Freud relativiert wird. Verdrängte plus x (z. B. unbewusste Ich-Funktionen) machen nun den Inhalt des Unbewussten aus:

> »Im Rahmen der zweiten Freudschen Topik wird ›unbewusst‹ insbesondere adjektivisch gebraucht; tatsächlich ist ›unbewusst‹ nicht mehr die Eigentümlichkeit einer speziellen Instanz, da es das Es und teilweise auch das Ich und Über-Ich bezeichnet. Aber man sollte festhalten, dass
>
> a) die in der ersten Topik dem System UBW zugeschriebenen Merkmale ganz allgemein auch in der zweiten dem Es zugeschrieben werden;
> b) der Unterschied zwischen dem Vorbewussten und dem Unbewussten, auch wenn er nicht mehr auf einer innersystemischen Unterscheidung beruht, als intrasystemische Unterscheidung bestehen bleibt (Ich und Über-Ich sind zum Teil vorbewusst und zum teil unbewusst)« (Laplanche & Pontalis 1982, S. 562 f).

Zwischen dem Unbewussten und dem Vorbewussten postuliert Freud eine Zensur, die die Inhalte des Unbewussten am Bewusstwerden hindern.

Den Inhalten des Unbewussten wird eine weitere relevante Eigenschaft zugeschrieben: Sie versuchen, sich anhand ihrer energetischen Besetzungen »bemerkbar« zu machen, das heißt einen Zugang zum Bewusstsein zu erlangen.

Es wird auch deutlich, dass Freud dem Unbewussten quasi einen festgeschriebenen »Ort« in unserem Seelensystem zuordnet. Dies wird besonders deutlich im ersten topischen Modell, in dem er die »Systeme« bewusst, vorbewusst und unbewusst unterscheidet. Das Vorbewusste ist, im Gegensatz zum Unbewussten, prinzipiell bewusstseinsfähig; dies erfordert lediglich ein gewisses Quantum an Konzentration und Aufmerksamkeit. Es liegt quasi latent bereit und muss nur aufgesucht werden. Das Unbewusste ist dagegen nur indirekt durch seine Auswirkungen zu erschließen. Diese legen auch den Wirkmechanismus des Unbewussten nahe, den sogenannten »Primärvorgang«. Der meint, dass im Unbewussten nicht Logik herrscht, sondern »das Gesetz vom Widerspruch, die Grenzen von Raum und Zeit haben hier keine Gültigkeit (...) Das unbewusste System kennt keine Unmöglichkeit, keine Versagung, keine Verzichte« (Knapp 1982, S. 266).

Die anderen psychischen Systeme haben nach Freud ihren Ursprung im Unbewussten.

Zusammenfassend beschreiben Jaeggi u.a. (2003, S. 31) folgende drei »Entwicklungsstufen von Freuds metapsychologischer Konzeption des Unbewussten«:

1. »Ursprungskonzeption (...) am Schnittpunkt zweier philosophischer Traditionen: einerseits einer der vorherrschenden Bewusstseinsphilosophie entgegengerichteten Tradition, die das Unbewusste dem Psychischen zurechnet und ihm den Primat im Seelenleben einräumte; und andererseits der materialistischen Denktradition, die das Unbewusste in ein Apparatemodell des Psychischen einordnete« und »im Zeichen der Verdrängungstheorie« das »*Verdrängungs- Unbewusste*« formuliert.
2. In der mittleren Phase wird der »Kern des Unbewussten« über das Verdrängte hinaus als triebhaft und genetisch bestimmt, eine »biologisch fundierte Entwicklungstheorie« kommt hinzu.
3. Im Spätwerk werden »die Triebnatur des Menschen und die aus ihr entspringende Irrationalität des Unbewussten« noch mehr betont und eine »organismische Konzeption des Unbewussten« der »Biologie entlehnt«, vertreten.

Die psychoanalytische Methode dient in erster Linie der Aufdeckung von Unbewusstem. Die Psychoanalyse versteht sich »als eine Methode des Kampfes um die Erinnerung (Mitscherlich), der Selbstreflexion (Habermas) und der Suche nach der Wahrheit der psychoanalytischen Erkenntnis (Lorenzer). Ihr Ziel ist die Rekonstruktion vergessener Szenen (...) verloren gegangene Lebensgeschichte kann heimgeholt werden« (Kutter 1992, S. 271).

10.4.3 Erweiterungen

Das Freudsche Verständnis des Unbewussten wurde in vielerlei Hinsicht einer Erweiterung unterzogen. Das folgende Schaubild zeigt diesen Prozess des Fortschreitens vom Perönlichen zum Kollektiven.

> Persönliches Unbewusstes
> ↓
> Familiäres Unbewusstes
> ↓
> Volks-Unbewusstes/Gesellschaftliches Unbewusstes
> ↓
> Kollektives Unbewusstes

10.4.3.1 Erich Fromm und das gesellschaftliche Unbewusste

Neben seiner klinischen Theorie verfügt das psychoanalytische Gedankengebäude über eine elaborierte Sozialpsychologie mit kultur- und gesellschaftskritischen theoretischen und praktischen Ansätzen. Auch hier ist die Konzeption unbewusster Prozesse zentraler Baustein der theoretischen Gebäude. Erich Fromm (1900–1980) ist hier als Erster und bis heute einflussreichster und populärster Denker zu nennen. Fromm zählt zu den bedeutendsten Vertretern der sogenannten »Neo-Psychoanalyse«. 1934 floh er in die USA, wo er in New York eine Professur innehatte. Seine Idee eines gesellschaftlichen Unbewussten soll nun näher dargestellt werden.

In seiner Sicht auf das Unbewusste kritisierte Fromm v. a. die individualistische Konzeption Freuds, die den gesellschaftliche Einflüssen keine Beachtung schenkte. Neben den individuellen »Zensor«, den Freud zwischen dem Vorbewussten und dem Unbewussten postulierte, stellt Fromm einen sozialen Zensor, dem er sogar die größere Relevanz zubilligte:

> »Dass bestimmte Erlebnisinhalte zum Bewusstsein Zugang haben, während andere zurückgewiesen werden, ist in erster Linie gesellschaftlich bedingt und nur am Rande durch die individuellen Kindheitserlebnisse. Dies ist so, weil das Erlebnis zum Bewusstsein nur zugelassen wird, wenn es den ›gesellschaftlichen Filter‹ passieren kann. Dieser Filter besteht aus der Sprache, der Logik und den ›denk- und undenkbaren Inhalten‹, wie sie für jede Gesellschaft charakteristisch sind. Was in einer Gesellschaft bewusst ist, bleibt in einer anderen unbewusst. Erst die voll entfaltete Gesellschaft, die keines Unterdrückungs- und Manipulationsapparates bedarf, kann dem Menschen ganz frei geben, sich aller Realität bewusst zu sein, da sie nichts zu beschützen hat, was der Verdrängung bedarf« (1970, GW Bd. 8, S. 246).

Bereits 1962 entfaltete Fromm in seiner zentralen Arbeit »Jenseits der Illusionen« den Begriff des gesellschaftlichen Unbewussten, das er analog der Freudschen Auffassung als Resultat der Verdrängung bezeichnet:

> »Als das ›gesellschaftliche Unbewusste‹ möchte ich jene Bereiche der Verdrängung bezeichnen, welche bei den meisten Mitgliedern einer Gesellschaft anzutreffen sind. Bei diesen von der Allgemeinheit verdrängten Elementen handelt es sich um Inhalte, die den Mitgliedern der jeweiligen Gesellschaft nicht bewusst werden dürfen, wenn diese Gesellschaft mit ihren spezifischen Widersprüchen reibungslos funktionieren soll« (1962, GW Bd. 9, S. 96).

Das stärkste Motiv für den Einsatz einer Verdrängungstätigkeit sieht Fromm ebenfalls in sozialen, und nicht wie Freud in intrapsychisch-individuellen Geschehnissen, wenngleich auch er die Angst an den Anfang jeder Verdrängungstätigkeit stellt:

> »Der Mensch muss zu anderen in Beziehung treten, er muss Einheit mit anderen finden, um seine geistige Gesundheit zu behalten. Dieses Bedürfnis, mit anderen Menschen eins zu sein, ist seine stärkste Leidenschaft. Sie ist stärker als Sexualität und oft sogar stärker als der Wunsch zu leben. Es ist die Angst vor der Isolation und vor der Ächtung, und nicht die ›Kastrationsangst‹ die den Menschen veranlasst, das zu verdrängen, was tabu ist, weil dessen Gewahrwerden bedeuten würde, dass man andersartig, abgesondert und daher von den anderen geächtet ist. (...) Die Herde ist für den einzelnen von einer so lebenswichtigen Bedeutung, dass ihre Ansichten, Überzeugungen und Gefühle für ihn die Wirklichkeit darstellen, und zwar in stärkerem Ausmaß, als das was seine Sinne und sein Verstand ihm sagen« (Fromm 1962, S. 119).

Moderne psychoanalytische Autoren weisen auf notwendige Kritikpunkte der Frommschen Auffassung des gesellschaftlichen Unbewussten hin.

»In Wirklichkeit ist das gesellschaftliche Unbewusste nicht seelischer sondern sozialer Natur und sein Bezugspunkt ist nicht das Individuelle sondern das herrschende gesellschaftliche Bewusstsein« (Zepf 2000, S. 701).

»Die Entwicklung der Produktivkräfte der gesellschaftlichen Arbeit ist die historische Aufgabe und Berechtigung des Kapitals. Eben damit schafft es unbewusst die materiellen Bedingungen für eine höhere Produktionsform« (Marx 1894, S. 269).

»Die Bestimmung des Marktwerts der Produkte (...) ist ein gesellschaftlicher Akt, wenn auch ein gesellschaftlich unbewusst und unabsichtlich vollzogener (...)« (ebd., S. 673).

»Wenn es also darauf ankommt, die treibenden Mächte zu erforschen, die (...) sehr häufig unbewusst (...) hinter den Beweggründen der geschichtlich handelnden Menschen stehen und die eigentlichen letzen Treibkräfte der Geschichte ausmachen, so kann es sich nicht mehr so sehr um die Beweggründe bei einzelnen handeln (...)« (Engels 1878, S. 298).

»Dass die materiellen Lebensbedingungen der Menschen, in deren Köpfen dieser Gedankenprozess vor sich geht, den Verlauf dieses Prozesses schließlich bestimmen, bleibt diesen Menschen notwendig unbewusst, denn sonst wäre es mit der ganzen Ideologie am Ende« (ebd., S. 303).

(Zitate nach Zepf 2000, S. 701)

Die Folgen der Tatsache, dass neben den individuellen Sozialisationserfahrungen auch und v.a. Gesellschaftliches ins persönliche Unbewusste eindringt, ist auch für die praktische therapeutische Arbeit von höchster Relevanz, denn »weil sich individuelles Bewusstsein nur auf der Grundlage des gesellschaftlichen bilden kann, sind die falschen Begriffe, in denen das seelische Unbewusste des einzelnen in seinem Bewusstsein erscheint, immer Bestandteile eines notwendig falschen, die Sachlagen objektiv nur verkürzt darstellenden herrschenden gesellschaftlichen Bewusstseins. (...) Das in der Sozialisation ins Unbewusste der Subjekte eingegrabene Soziale verlötet sich mit den herrschenden Rationalisierungen des Bestehenden in einer Weise, dass jene argumentativ nicht mehr erreicht und verändert werden können, weil an ihnen aus subjektiven Gründen festgehalten werden muss. Mit dieser Legierung von Unbewusstem und gesellschaftlichem Bewusstsein werden die Subjekte über ihre Persönlichkeitsdefekte in den Dienst der vorherrschenden Weltanschauung genommen und systemkonform borniert« (Zepf 2000, S. 704).

Die Relevanz der psychoanalytischen Sicht auf das Unbewusste für deren Gesellschaftskritik und deren politische Psychologie wird hier sehr deutlich, kann in unserem Zusammenhang allerdings nicht weiter ausgeführt werden. Wenn wir uns in einem späteren Abschnitt aber mit den verhaltenstherapeutischen Ansätzen in der Konzeption unbewusster Vorgänge befassen, wird u.a. in diesen Formulierungen die Differenz eindringlich.

10.4.3.2 C.G. Jung und das kollektive Unbewusste

Der Terminus des kollektiven Unbewussten wird zwar heute eng mit C.G. Jung assoziiert, allerdings gibt es durchaus andere Beschreibungen dieses Begriffs, die dieses etwa mit kollektiv Verdrängtem gleichsetzen.

10.4 Das Unbewusste in der Tiefenpsychologie

Die Jungsche Psychologie gilt im Volksmund als die Psychologie der großen Bilder. Tatsächlich ist die Beschäftigung mit überpersönlichen Phänomenen, also dem kollektiven Unbewussten und seinen primären Inhalten, den Archetypen, der zentrale Punkt, der die Jungsche analytische Psychologe von den anderen Strömungen der Tiefenpsychologie unterscheidet.

Jung war kein systematischer Denker. Seine Einsichten erwuchsen intuitiv, und es ist immer wieder eine Herausforderung zu versuchen, dem eine Ordnung zu geben, dem Ordnung – nach Ansicht Jungs – eigentlich widerspricht, nämlich der Psyche und ihren einzelnen Komponenten. Die Aussagen zu einzelnen Erkenntnisgebieten sind in Jungs Werk nur sehr selten in einem mit der entsprechenden Überschrift versehenen Band enthalten. Sie sind verstreut und uneindeutig, z. T. widersprüchlich über das Werk seines Lebens verteilt.

1912 schrieb Jung sein Hauptwerk »Wandlungen und Symbole der Libido«, 1914 erfolgte die Trennung von Freud, der Archetypen zwar anerkennt, ihnen aber nur eine sehr untergeordnete Rolle einräumt.

Das Postulat des Unbewussten ist zwar für alle Tiefenpsychologien gleichermaßen fundamental und scheidet dieses von anderen psychologischen Modellen. Das Gebiet des kollektiven Unbewussten hat die akademische Psychologie lange Zeit dazu veranlasst, sich von Jung zu distanzieren und ihn als Mystiker hinzustellen. Dies ändert sich aktuell fast ins Umgekehrte durch die Ergebnisse der modernen Neuropsychologie. Zahlreiche neuere Forschungsergebnisse zu den biologischen Grundlagen menschlichen Verhaltens schienen Jungs Auffassung zu bestätigen, dass wir einen Großteil der geistigen und auf das Verhalten bezogenen Muster, von denen man bisher annahm, dass sie erlernt werden würde und das Ergebnis der Erziehung und nicht der Natur seien, als Erbgut mitbringen.

Jung gewann seine Kenntnisse zu einem großen Teil aus der sorgfältigen Beobachtung seiner eigenen Träume und der seiner Patienten. Zusätzlich betrieb er vergleichende Studien von Religion und Mythologie. Dies veranlasste ihn, sich theoretisch um Phänomene zu kümmern, die das einzelne menschliche Wesen mit seinen individuellen Erfahrungen übersteigen.

Die tiefste Schicht der menschlichen Psyche nennt Jung das kollektive Unbewusste. Dessen Inhalte sind die Instinkte und die Archetypen. Sie sind nicht individuell sondern überpersönlich, sozusagen »objektiv«. Jungs Psychologie ist auf dieser Ebene eine Psychologie der Menschheitsart, kollektive religiöse, mythologische Elemente lassen sich so darstellen.

> »Das kollektive Unbewusste ist ein Teil der Psyche, der von einem persönlichen Unbewussten dadurch negativ unterschieden werden kann, dass er seine Existenz nicht persönlicher Erfahrung verdankt und daher keine persönliche Erwerbung ist. Während das persönliche Unbewusste wesentlich aus Inhalten besteht, die zu einer Zeit bewusst waren, aus dem Bewusstsein jedoch entschwunden sind, indem sie entweder vergessen oder verdrängt wurden, waren die Inhalte des kollektiven Unbewussten nie im Bewusstsein und wurden somit nie individuell erworben, sondern verdanken ihr Dasein ausschließlich der Vererbung« (Jung 1936, GW Bd 9/1 § 88, S. 55).

> **Der Archetyp als zentraler Inhalt des kollektiven Unbewussten**
>
> Das Konzept des Archetyps (Arche: Anfang, Ursprung, Typus: Gepräge → Archetyp: Das Urbild) ist einer der am wenigsten deutlichen und am häufigsten fehlinterpretierten Theoriebestandteile der Jungschen Psychologie. Jung wies immer wieder darauf hin, dass es unmöglich sei, den Archetyp zu definieren. Das Maximale, was wir hoffen können, ist einen Eindruck seiner allgemeinen Implikationen zu bekommen, indem man »um ihn herum« z. B. in Metaphern spricht.
>
> »Das Auftauchen der Archetypen hat (...) einen ausgesprochen numinosen Charakter, den man, wenn nicht als magisch, so doch geradezu als geistig bezeichnen muss. Daher ist dieses Phänomen für die Religionspsychologie von größter Bedeutung. Allerdings ist der Effekt nicht eindeutig. Er kann heilend sein oder zerstörend, aber indifferent ist er nie, ein gewisser Deutlichkeitsgrad natürlich vorausgesetzt. Dieser Aspekt verdient die Bezeichnung ›geistig‹ par excellence. Es kommt nämlich nicht selten vor, dass der Archetypus in der Gestalt eines Geistes in Träumen oder in Phantasiegestaltungen erscheint oder sich gar wie ein Spuk benimmt. Seine Numinosität hat häufig mystische Qualität und entsprechende Wirkung auf das Gemüt. Er mobilisiert philosophische und religiöse Anschauungen gerade bei Leuten, die sich himmelweit von solchen Schwächeanfällen wähnen. Er drängt oft mit unerhörter Leidenschaftlichkeit und unerbittlicher Konsequenz zu seinem Ziel und zieht das Subjekt in seinen Bann, den dieses trotz oft verzweifelter Gegenwehr nicht lösen kann und schließlich nicht mehr lösen will. Letztes darum nicht, weil das Erlebnis eine bis dahin für unmöglich gehaltene Sinnerfülltheit mit sich bringt« (1947, GW Bd. 8, § 405).

10.5 Zum Begriff des »Verhaltens«

Moderne Psychoanalytiker haben darauf hingewiesen, dass die Aufgabe der Psychoanalyse als »Konkrete Erlebniswissenschaft« (Lorenzer 1984) darin besteht, Verhalten und Erzählung auf deren unbewussten Gehalt abzuklopfen. Sie soll kritische Individual- *und* Sozialpsychologie sein und sowohl das im Einzelnen wie das in der Gesellschaft Unterdrückte und Ausgeschlossene zum Gegenstand haben.

»Unter Verhalten versteht man allgemein die Gesamtheit aller beobachtbaren Änderungen, insbesondere Reaktionsweisen von physischen Zuständen, z. B. von Materie, im besonderen Fall auch einzelne Zustandsänderungen. (...) Als wissenschaftlicher Begriff, der in Komposita wie ›Verhaltensforschung‹ (...) auftritt, wird er ausschließlich in einer engeren Bedeutung begriffen auch und besonders als das äußere sichtbare Tun und Reagieren eines Lebewesens. Die Verhaltenspsychologie konzentriert sich in ihrem Programm auf die Analyse des Verhaltens (im letzteren Sinne). Sie erforscht Unterschiede zwischen Verhaltenseigenschaften, um diese von anderen psychischen Merkmalen (z. B. den nur introspektiv zugänglichen Bewusstseinszuständen) zu unterscheiden« (Regenbogen 1978, S. 1687).

10.6 Das Unbewusste in der Verhaltenstherapie

10.6.1 Entwicklung und Definition der Verhaltenstherapie

Die Verhaltenstherapie als System klinischer Theorien und Technologien weist von Beginn an eine sehr nahe Beziehung zur akademisch-psychologischen Grundlagenforschung auf. Daher lässt sich auch für die Entwicklung und Entstehungsgeschichte der Verhaltenstherapie als psychologischer Erklärungs- und Veränderungsansatz kein genauer Zeitpunkt bestimmen (zur Geschichte der Verhaltenstherapie vgl. u.a. Parfy u.a. 2003). Unter dem Terminus Verhaltenstherapie versammelt sich eine sehr heterogene Gruppe von theoretischen Modellen menschlichen Erlebens und Verhaltens, Methoden und störungsspezifischen Behandlungsausrichtungen.

Der Begriff Verhaltenstherapie erschien fast zeitgleich und relativ unabhängig voneinander in mehreren Regionen der Welt (USA, Südafrika, England), nachdem bereits in den 1920er- und 1930er-Jahren Vorläufer (Watson, Pawlow) keine einheitliche Entwicklung hervorgebracht hatten.

Obwohl sich also durchaus einige bedeutsame Namen der »Frühgeschichte« der Verhaltenstherapie nennen lassen (z. B. Eysenk, Wolpe, Lazarus, Skinner), findet sich keine eindeutige Gründerfigur wie in der Psychoanalyse.

Reinecker (1999) beschreibt folgende »wissenschaftlichen und handlungsleitenden Prinzipien der heutigen (kognitiven) Verhaltenstherapie«:

- Vorrangiges Merkmal der Verhaltenstherapie ist die funktionale Analyse von Beschwerden, d.h. Eine Erfassung von Bedingungen und Beschwerden.
- Die Verhaltenstherapie intendiert eine Operationalisierung von Begriffen auf prinzipiell beobachtbarer Ebene.
- Empirische Fundierung und Validierung des Vorgehens mit Hilfe unterschiedlicher Designs.
- Die Erfassung von Veränderungen erfolgt auf unterschiedlichen Ebenen, in der Regel auf der Ebene des Verhaltens, der Kognitionen und psychophysiologischer Prozesse.
- Intervention setzt vorwiegend am Hier und Jetzt an mit dem Ziel, die für einen Patienten wünschenswerten Veränderungen in Gang zu setzen.
- Zentrales Element der Therapie ist das Prinzip des Problemlösens: Therapie schafft konkrete Möglichkeiten für neues Lernen (innerhalb und zwischen den therapeutischen Sitzungen).
- Prinzip der Transparenz: Die einzelnen Therapieschritte werden dem Patienten gegenüber explizit vermittelt.
- Therapeutische Beziehung: Therapeut und Patient agieren im Sinne eines Arbeitsbündnisses und gemeinsamer Bemühungen.
- Ziel der Therapie ist die Linderung menschlichen Leidens und die Befähigung des Patienten zu eigenständiger Bewältigung von Problemen (Prinzip des Selbstmanagements).
- Die Verhaltenstherapie ist ein zeitlich begrenzter Prozess mit expliziten Zielvorstellungen. In den einzelnen Phasen des Prozesses stehen unterschiedliche Ziele und Maßnahmen im Mittelpunkt.

(Weitere Bestimmungsstücke zur »Verhaltenstherapie« finden sich in Kap. 14

10.6.2 Die Berücksichtigung des Unbewussten

10.6.2.1 Die Grundlagen in der empirischen Psychologie

> »Durch das Fußfassen auf dem weit Entfernten – etwa im Weltraum – setzt sich der Gedanke fest, auch humane Grenzbereiche seien zunehmend rationalisierbar. Gewiss sind sie das, doch nur, wenn der Rückschlag, den jeder Gewinn von Aufklärung nach sich zieht, in das aufklärerische Bemühen hineingenommen wird« (Bachmann 1973, S. 12).

Die Ära der empirischen Psychologie wird allgemein mit den Experimenten Wilhelm Wundts (1832–1920) und seinem Leipziger Institut für experimentelle Psychologie gleichgesetzt. »Metaphysisch vertrat er eine umfassende, streng realistisch begründete, in einen voluntaristischen Idealismus auslaufende Weltanschauung« (Schmidt 1978, S. 742).

In der Nachfolge Wundts schloss die akademische Psychologie unbewusste Phänomene aus ihrem Forschungskatalog weitgehend aus. Erst »im Anschluss an die ›Kognitive Wende‹ in der Psychologie wird in Handlungstheorien und Kognitionswissenschaft die Frage unbewusster Informationsverarbeitung und Handlungsregulation verstärkt thematisiert, aber auch hier im Sinne von *cognition without awareness* bzw. eines *cognitive unconcious*« (Mies & Brandes 1999, S. 1661).

Die enge Bindung an die akademische Psychologie hat Auswirkungen auf die Konzeptionalisierung der Verhaltenstherapie, denn »die wesentlichen Bestandteile der Psychoanalyse – also z. B. die Trieblehre oder die Bedeutung des Unbewussten – sind auch heutzutage zumindest dem akademischen Teil der Klinischen Psychologie eher fremd« (Jaeggi u. a. 1999, S. 39).

Der Begriff des Unbewussten impliziert per se eine Einschränkung der Bewusstheit des Individuums. Ist die kognitive Verhaltentherapie – wie schon der Name sagt – in erster Linie Therapie des bewussten Denkens (lat.: cogitare: denken) durch bewusste Prozesse, so bedeutet die Anerkennung eines Unbewussten schon eine Einschränkung kognitiv verhaltenstherapeutischer Theorien (und damit Therapien). Auch wissenschaftstheoretisch tut sich die dem einheitswissenschaftlichen Diktum des logischen Empirismus hoffnungslos ergebene Verhaltentherapie mit diesem Gegenstand schwer, da die daraus abgeleiteten nomologischen Methoden eben diesem Gegenstand nur schwer gerecht werden können.

Der unbestreitbar als einer der Urväter der Verhaltenstherapie zu geltende John B. Watson (1907–1925) wird mit dem in seinem Gefolge aufkommenden Behaviorismus nicht per se mit unbewussten Phänomenen assoziiert, obwohl auch er einige – oft verschwiegene – Ideen dazu entwickelte: Ausgehend von der »Behauptung, dass Denken ein implizites Sprechen bzw. implizites motorisches Verhalten sei«, entstanden durch Konditionierung und aus der Tatsache, dass »von den frühesten Augenblicken im Leben eines Kindes die visuellen Reize zusammen mit auditiven Reizen auftreten, nämlich zusammen mit Wörtern, die in der Reaktion auf gewisse Ereignisse gesprochen werden«, entwickelt er die Idee, dass »ein Sachverhalt, der keine derartige stellvertretende Entsprechung gefunden hat, dem Denken verschlossen« bleibt (Neel 1983, S. 148). Sehr nah an den ursprünglichen psychoanalytischen Konzepten und eventuell auch als Antwort auf Freuds Überlegungen meint er, dass sowohl starke gefühlsmäßige Reaktionen sowie frühe

Erlebnisse in der Kindheit dies bewirken könnten.« Seiner Ansicht nach bildet sich ein ganzes System von nichtverbalisierten Reaktionen heraus, das in der Regel infantile und primitive viszerale Reaktionen und das Verhalten in einer Weise beeinflusst, die sich der Kontrolle des Individuums entzieht, da diese Reaktionen, für die es keine sprachlichen Benennungen besitzt, schlechterdings nicht in Gedanken fassen kann« (ebd.).

10.6.2.2 Konzepte des »Unbewussten«

Das »implizite Lernen« als Konzeptionalisierung unbewusster Prozesse

Reber entwickelte bereits 1967 den Begriff des impliziten Lernens. Er charakterisiert es durch

a) nicht beabsichtigte, quasi nebenbei ablaufende Prozesse sowie
b) eine dadurch entstehende nicht bewusste Menge an Wissen.

Durch experimentelle Versuche konnte er das Phänomen direkt beobachtbar machen. Implizites Lernen ist insofern als unbewusst zu bezeichnen, als es sprachlich nicht mitteilbar ist.

Das implizite Gedächtnis

explizites (deklaratives) Gedächtnis ↔ implizites (prozessuales) Gedächtnis

Das prozessuale, phylogenetisch ältere Gedächtnis enthält durch Wahrnehmung und Übung angeeignete kognitive und motorische Fertigkeiten. Im späteren Verlauf werden diese Fertigkeiten implizit, d. h. sie müssen nicht ins Bewusstsein gerufen werden, um zu funktionieren. Im Gegensatz dazu ist der Inhalt des deklarativen, phylogenetisch jungen Gedächtnisses nur durch einen Bewusstseinsakt aufrufbar.

Das Konzept des impliziten Gedächtnisses, das sich die Verhaltenstherapie aus der Neuropsychologie entlehnte, stellt einen Versuch dar, nicht-bewusste Gedächtnisinhalte begrifflich zu fassen. Im psychoanalytischen Sinne würde man hier allerdings lediglich von vorbewussten Inhalten sprechen, die auch keiner dem Unbewussten eigenen sinnhaften Verarbeitung bzw. Entstellung unterlagen.

Die allgemeine Psychologie, die als Grundlage der Verhaltenstherapie immer wieder herangezogen wird, weist auch auf die sogenannten »unbewussten Prozesse« hin, z. B. die Regulation des Blutdrucks. *Unterbewusst* wird hier bezeichnet was abrufbar, nur momentan nicht bewusst präsent ist.

Automatische Prozesse

automatische Prozesse ↔ kontrollierte Prozesse

Einige einflussreiche verhaltenstherapeutische Autoren (z. B. Mahoney 1977 oder Beck 1979) benutzen das Konstrukt der automatisierten Gedanken zur Erklärung psychopathologischer Phänomene. Kritisch meinen dazu Jaeggi u. a. (1999, S. 140):

> »Auf diese Weise bleibt die Rede vom Unbewussten eine Leerformel und ähnelt dem Gebrauch des Wortes vor Freud (worauf Mahoney sich übrigens auch beruft). Sofern man sich das Unbewusste ohne eine bestimmte Dynamik vorstellt, (z. B. die der Konfliktbearbeitung im Sinne der Psychoanalyse) wird damit eine Art von ›Negativ-Definition‹ vorgenommen, (alles, was nicht bewusst ist), die wenig zur Erklärung psychischer Störungen liefert«.

Die moderne kognitive Psychologie differenziert zwischen automatischen und kontrollieren Prozessen. Die automatischen Prozesse beziehen sich stark auf das prozessuale Gedächtnis. Es handelt sich um eine Ökonomisierung, da während des Ablaufs automatisierter Prozesse (z. B. Schuhe binden, Autofahren) andere Prozesse parallel ablaufen können.

Automatische Prozesse sind in vielerlei Hinsicht Gegenstand der Verhaltenstherapie (z. B. eingefahrene Kommunikationsweisen, aber auch selbstschädigendes Verhalten). Die Verhaltenstherapie versucht, z. B. in den Selbstmanagement-Ansätzen, automatisches, d. h. also zunächst nicht bewusstes Verhalten bewusst zu machen und in kontrolliertes Verhalten zu überführen.

> → Die dargelegte Unterscheidung betrifft also nicht nur Denkinhalte, sondern auch Verhalten und Emotionen, wobei letzterer Nachweis am schwersten zu erbringen scheint.

Die *Schematheorie*, die derzeit die Nr. 1 der kognitiven Theorien der Verhaltenstherapie ausmacht, beschäftigt sich vorwiegend mit hochautomatisierten, übergeordneten Gedanken und handlungsleitenden Plänen.

> Schemata sind kognitive Einheiten (oft mit emotionaler »Ladung«), die als Folie bei der Bewertung und dem Filtern von Wahrnehmungen der Umwelt eingesetzt werden. Sie dienen vor allem der Anpassung des Individuums an diese Umwelt und haben abstrahierenden und verallgemeinernden Charakter.

Auch die kognitive Verhaltenstherapie geht von einer frühen, in der Kindheit angesiedelten Entstehung von Schemata aus. Wir verhalten uns diesen Schemata gemäß, ohne dass sie uns selbst permanent bewusst wären. Im ersten topographischen Modell Freuds waren sie wohl im Vorbewussten anzusiedeln. Quasi eine Stufe unter den Schemata wären die Pläne anzusiedeln: Der Begriff »Plan« rekrutiert sich aus früheren kognitiven Modellen in der allgemeinen Psychologie.

> »Ein Plan besteht aus einer Zielkomponente und einer Operationskomponente, also Verhaltensweisen oder Mitteln die dazu dienen, diese Ziele zu erreichen. Pläne sind hierarchisch organisiert, d.h. ein Plan kann ein Mittel für einen übergeordneten Plan sein (...) Pläne sind die unmittelbar handlungssteuernden Komponenten aktivierter Schemata« (Sachse 2001, S. 18).

Die sog. »vertikale Verhaltensanalyse« dient zur Identifikation zugrundeliegender Schemata oder Pläne. Interaktionell relevante Schemata finden wir v. a. bei persönlichkeitsgestörten Menschen. Wir werden sie im Folgenden genauer betrachten.

> »Besonders schwierig wird es, wenn das Konzept der ›automatisierten Gedanken‹ (Beck 1979) in kognitive Theorien eingearbeitet wird. Oftmals wird dieses Konzept nämlich dem Konstrukt des Unbewussten in der Psychoanalyse gleichgesetzt – offen-

bar eine Verkennung. Sofern das Unbewusste in der Kognitiven Therapie verwendet wird, handelt es sich um vor-freudianisches Verständnis. (...) Im psychoanalytischen Rahmen wird der verborgene Sinn durch Deutung aufgedeckt, in der Kognitiven Therapie wird nur auf die Irrationalität verwiesen und versucht, diese qua logischer Überzeugungskraft zu überwinden« (Jaeggi u. a. 1999, S. 150).

10.6.3 Das Unbewusste in der Praxis der Verhaltenstherapie

Vom Standpunkt einer Psychologie des Unbewussten wäre die Verhaltenstherapie und ihre Methoden zweifach zu fassen:

- Verhaltenstherapie als Versuch, Unbewusstes bewusst zu machen
- Verhaltenstherapie als Versuch, Bewusstes unbewusst zu machen

Im ersten Fall ginge es darum, unbewusst (doch eher vorbewusst) ablaufende, z. B. physiologische Prozesse dem Denken und somit der willentlichen Beeinflussung zugänglich zu machen. Zweite Variante bedeutet z. B. die Errichtung von »Unterdrückungsmechanismen« analog der in der Psychoanalyse konzipierten Abwehrmechanismen.

Zur praktischen Implikation wird an dieser Stelle auf Kapitel 4 verwiesen, in dem die bedeutsamsten verhaltenstherapeutischen Methoden eingehend dargestellt sind.

11 Übertragung, Gegenübertragung und die therapeutische Beziehung: Gemeinsames und Trennendes in der Behandlungstheorie von Verhaltenstherapie und psychodynamischen Therapien

11.1 Einführung

> »Als einer der stabilsten Befunde der psychotherapeutischen Prozess-Outcome Forschung gilt der Zusammenhang zwischen der Qualität der Therapiebeziehung und dem Therapieerfolg«
> (Smith & Grawe 2000, S. 422)

Der Einsatz verhaltenstherapeutischer Methoden in einem psychodynamischen Setting muss in allererster Linie auf der Folie des zentralen Behandlungskonstrukts der Psychoanalyse, des Übertragungs-Gegenübertragungs-Geschehens reflektiert werden (zur Praxis siehe Kap. 16). Die in diesem Buch vertretene intersubjektive Sicht des therapeutischen Geschehens verlangt vom Therapeuten die Einnahme der sogenannten »dritten Position«, d.h. er ist Teilnehmer und involviert in ein dyadisches Drama, begibt sich aber gleichzeitig in die dritte Position des Beobachters dieses Dramas, quasi »von oben«. Um dies gewährleisten zu können, ist neben fundierter Supervision und Eigentherapie auch ein breites Wissen über die möglichen Übertragungs-Gegenübertragungs-Verstickungen vonnöten (zur Rolle der Supervision unter dem intersubjektiven Gesichtspunkt vgl. u.a. Otscheret 2004). Aus diesem Grund ist das folgende Kapitel in seiner Ausführlichkeit entstanden. Wir ergänzen die psychoanalytische Betrachtung durch einen kurzen Einschub bzgl. der Arbeit mit der Therapiebeziehung in der klassischen Verhaltenstherapie. Die Unterschiede zu einem Übertragungs-Gegenübertragungs-Reflektierten Einsatz verhaltenstherapeutischer Methoden im psychodynamischen Setting werden so sehr deutlich.

> Die therapeutische Beziehung fragt nach den bewussten und unbewussten kognitiven und emotionalen Anteilen der subjektiven Betrachtung des Therapeuten vom Patienten und umgekehrt. Sie entsteht bereits mit der Absicht, ein therapeutisches Gespräch zu führen und endet auch nicht nach Abschluss der Therapie.

Der Therapiebeziehung können, je nach theoretischer Orientierung des Therapeuten, höchst unterschiedliche Funktionen zugeordnet werden, die unter folgende Schlagworte zu fassen sind:

1. Nichts anderes als die heilsame Beziehung wirkt.
2. Die therapeutische Intervention wirkt auf dem Boden der Therapiebeziehung.
3. Die Therapiebeziehung ist abhängig von den jeweils durchgeführten Interventionen und in einem zweiten Schritt von deren Erfolg und Misserfolg.

Finke (1999) fasst zusammen:

> »Wie immer der Therapeut handelt, er muss sich im Klaren darüber sein, dass er mit der Art seiner Intervention auch die Beziehung zu seinem Patienten strukturiert. Denn eine Interaktion ist nie völlig beziehungsneutral. (...)
> Die therapeutische Beziehung wird auch ohne ausdrückliche beziehungsgestaltende Absicht des Therapeuten mitgeprägt. Denn schon die gewählte Technik konstituiert ein bestimmtes Beziehungsangebot des Therapeuten. Dieses entscheidet mit darüber, welche Art Beziehung sich faktisch etabliert« (ebd., S. 4).

Je mehr wir es in unseren therapeutischen Sitzungen mit Patienten zu tun haben, die auffällige bis problematische Beziehungsstile in unserem Behandlungszimmer realisieren, desto mehr wird der Beziehungsfaktor in den Mittelpunkt der Betrachtung rücken. Da wir, wie später noch ausführlicher zu sehen sein wird, gerade bei problematischen Therapieverläufen an eine Integration verhaltenstherapeutischer Methoden denken werden, ist also die Therapiebeziehung bei jeder Indikationsentscheidung schon quasi naturgemäß »mit von der Partie«. Die verschiedenen zwischen Therapeut und Patient realisierten Beziehungstypen haben bewusste, vorbewusste und unbewusste Komponenten! D.h., dass die jeweils zu Eigen gemachte Konzeption des Unbewussten sozusagen den subjektiv-theoretischen »Unterbau« der Betrachtung auch der therapeutischen Beziehung ausmacht.

Einschub: Zur therapeutischen Beziehung in der Verhaltenstherapie

Die verhaltenstherapeutische Literatur stand den Problemen der therapeutischen Interaktion lange Zeit ignorant gegenüber. Bis in die 1970er-Jahre wurde das Thema der therapeutischen Beziehung außer in Abgrenzungen zur Übertragungs- Gegenübertragungsauffassung der Psychoanalyse nicht erläutert. Eine möglichst gleichberechtigte, kollegiale, einem Sporttrainer entsprechende ideale Therapiebeziehung wurde postuliert und idealisiert. Vor allem die störungsbezogene Denktradition hat sich innerhalb der Verhaltenstherapie bis heute so stark etablieren können, dass eine differenzierte Betrachtung der therapeutischen Beziehung in der Verhaltenstherapie für viele Verhaltenstherapeuten zweitrangig zu sein scheint.

Dieser Trend ist in der sogenannten »Interaktionellen Verhaltenstherapie« zwar aufgehoben, dass diese jedoch eine Randerscheinung bleibt zeigt die Tatsache, dass auch in aktuellen, sonst sehr empfehlenswerten Lehrbüchern des Faches (z.B. Reinecker 1999, Leibing u.a. 2003) kaum mehr als einige Seiten von hunderten dem Thema gewidmet sind.

> »Der Therapeut in der Verhaltenstherapie wurde gewöhnlich als durchaus freundlich agierendes Beobachter/ Verhaltensingenieur-Subjekt gesehen, das sich – selbst abgetrennt – einem Sample von Reaktionen (Klient) gegenübersah« (Wittmann 1981, S. 106).

Ein Überdenken dieser Haltung setzte nicht zuletzt mit den Ergebnissen der Literaturanalyse von Orlinsky & Howard (1986) ein. Die Auszählung und der Vergleich zwischen Prozessmerkmalen der Therapie und dem Therapieerfolg ergab folgende Reihenfolge an Bedeutsamkeiten:

1. Aufnahmebereitschaft und Offenheit des Patienten.
2. Güte der therapeutischen Beziehung im subjektiven Erleben des Patienten.

> 3. Mitarbeit des Patienten an problembezogenen Interventionen
>
> Die Art der Intervention wird also als sekundär festgestellt! Erst die Behandlung schwerer interaktionsgestörter Patienten machte auch den Verhaltenstherapeuten klar, dass lediglich die Therapie hochmotivierter und hochcomplianter Patienten bei Verwendung eines Manuals und dessen strikter Anwendung erfolgreich ist. In Probleme – und damit in die Notwendigkeit, ihre Therapien um beziehungsrelevante Aspekte zu erweitern – kommen Verhaltenstherapeuten dann, wenn diese Bedingungen nicht mehr gegeben sind (zur Prozessforschung vgl. u. a. Bastine 1989)

11.2 Übertragung und Gegenübertragung in der psychodynamischen Denktradition

Die Genialität des psychoanalytischen Settings und der psychoanalytischen Idee liegt darin, dass sie neurotische und strukturgewordene Konflikte und Symptome in ein Geschehen innerhalb der Beziehung zwischen Therapeut und Patient (die Übertragungsbeziehung) (zurück-)verwandeln.

Die klassische Definition von Übertragung macht dies bereits deutlich:

> Der Terminus Übertragung »bezeichnet in der Psychoanalyse den Vorgang, wodurch die unbewussten Wünsche an bestimmten Objekten im Rahmen eines bestimmten Beziehungstypus, der sich mit diesen Objekten ergeben hat, aktualisiert werden« (Laplance & Pontalis 1972, S. 550).

In psychodynamischen Therapien setzt – in durchaus unterschiedlichem Ausprägungsgrad – ein vom Alltagsleben im Allgemeinen unterscheidbares Erleben ein, die *Regression*. Durch sie werden frühe Bedürfnisse, Einstellungen etc. aktuell. Übertragung ist dann eine »Manifestation der Regression in einer Beziehung« (Ermann 1997, S. 332).

Die Grundannahme lautet vereinfacht also: Die Konflikte und Schwierigkeiten des Patienten bilden sich auch in der therapeutischen Situation ab. Dort werden sie aktuell und exemplarisch bearbeitet.

Die psychodynamischen Therapien sind – auch hier in abgestuftem Ausmaß – Beziehungstherapien (z. B. schon Bauriedel 1980). Ihre heilende Wirkung entsteht primär durch die therapeutische Beziehung und erst in zweiter Linie durch eine über das Medium der therapeutischen Beziehung erlangte erhöhte Einsichtsfähigkeit in unbewusste Zusammenhänge (zu dieser kontrovers diskutierten Feststellung siehe schon Kap. 6) oder erlernte neue Fertigkeiten. Dies ist auch im Zusammenhang unseres Themas der Integration zu berücksichtigen, da auch dieses Erlernen bestimmt ist von der aktualisierten Übertragungs-Gegenübertragungs-Beziehung.

Neuere Forschungen zeigen uns, dass das Diagnostikum, ob nun im konkreten Fall eine bestimmte Wahrnehmung übertragungsbeeinflusst ist, die *Selektion* bestimmter Wahrnehmungsanteile ist (vgl. Bettighofer 2000) und nicht, wie in der frühen Psychoanalyse geglaubt, die Wahrnehmungsverzerrung. Bestimmte Aspekte des Therapeuten werden dann nur sehr wenig, andere sehr stark mit Aufmerksamkeit belegt. Es ist also – neben den Erfahrungen des Patienten auch das konkrete interaktionelle Verhalten des Therapeuten, das die Art und Ausprägung der Übertragung mit bestimmt.

Die psychodynamische Übertragungsarbeit hat nun die Aufgabe, diese Bereiche auseinander zu halten. In ihr wird die Therapie selbst (die therapeutische Beziehung) zum Gegenstand der Therapie. Dazu ist es nötig, dass sich der Therapeut nicht davor scheut, persönlich involviert zu werden und in der Lage ist, dieses Involviertsein zu erkennen und zu reflektieren.

11.2.1 Freuds Übertragungsbegriff

Die Übertragung als in der Therapie relevantes und zu beobachtendes Phänomen wird in den Studien über Hysterie (1895) von Freud erstmals erwähnt und in der 1905 publizierten Fallgeschichte der Dora genauer expliziert (GW Bd. VI). In der 27. Vorlesung zur Einführung in die Psychoanalyse (1916–1917) behandelt Freud ausführlich die Übertragung, zwei Aufsätze »Zur Dynamik der Übertragung« (1912) und »Bemerkungen über die Übertragungsliebe« (1915c) sind ausschließlich diesem Thema gewidmet.

In den »Studien über Hysterie« (1895 mit Breuer) beschrieb Freud den Übertragungsvorgang als »falsche Verknüpfung«. Die Hauptmechanismen der Übertragung meinte die frühe psychoanalytische Theoriebildung zunächst in Externalisierung, Verschiebung, evtl. auch Projektion zu erkennen, was die Übertragung in die Nähe von Abwehrmechanismen bringen würde. Übertragung ist *beziehungsubiquitär*, also nicht auf therapeutische Situationen beschränkt.

> »Die Übertragung stellt sich in allen menschlichen Beziehungen ebenso wie im Verhältnis des Kranken zum Arzt spontan her, sie ist überall der eigentliche Träger der therapeutischen Beeinflussung und sie wirkt umso stärker, je weniger man ihr Vorhandensein ahnt. Die Psychoanalyse schafft sie also nicht, sie deckt sie bloß dem Bewusstsein auf, und bemächtigt sich ihrer, um die psychischen Vorgänge nach dem erwünschten Ziel zu lenken« (Freud 1910 b).

Von Freud stammt auch die erste Aufteilung der beobachtbaren Übertragung in eine positive (zugewandte Gefühle dem Therapeuten gegenüber) und eine negative (ablehnende Gefühle dem Therapeuten gegenüber).

11.2.2 Einteilung unterschiedlicher Übertragungstypen

Wenn es eine besondere Schwierigkeit darstellt, eine Definition der Übertragung zu geben, so deshalb, weil zahlreiche Autoren den Begriff so weit ausdehnen, dass er alle Phänomene, die die Beziehung des Patienten zum Therapeuten betreffen, bezeichnet.

Psychoanalytische Autoren wie Mertens (z. B. 1993, S. 172 ff) erläutern zwei unterscheidbare Interpretationsmöglichkeiten des Begriffs der Übertragung:

1. Übertragung als »unbewusst verursachte Wiederherstellung einer früheren Beziehung, die zumeist aus der Kindheit stammt. Die gegenwärtige Beziehungsrealität wird im Licht der Kindheitserfahrung verzerrt wahrgenommen und fehlinterpretiert« (Mertens 2000, S. 90 f).

2. Übertragung als Ausdruck einer Dynamik, die aus gegenwärtigen Wünschen, Erwartungen und Charakterzügen zusammengesetzt ist (z. B. Externalisierung einer Seite des Konflikts).

Abstinenz und Neutralität (s. unten) machen es, nach klassischem Übertragungsverständnis, möglich, dass Patienten fast ausnahmslos mit frühen Beziehungserfahrungen auf die Person des Therapeuten reagieren. Eine Illusion, der sich auf anderer Ebene die Verhaltenstherapeuten bis heute hingeben wenn sie etwa bei Manualkonzeptionen davon ausgehen, der Patient reagiere auf die Anweisungen des Therapeuten und sonst auf nichts.

Diese Auffassung hat sich in weiten Kreisen der fortschrittlichen Psychoanalyse grundlegend gewandelt: Die Beziehung ist nach heutiger Auffassung nicht ausschließlich bedingt durch die neurotische Dynamik des Dort und Damals, sondern auch von dem, was klar und deutlich oder auch unterschwellig explizit vom Therapeuten ausgeht. Es ist dies die interaktionelle und *konstruktivistische* Sichtweise der therapeutischen Beziehung. Therapeut und Patient (re-)konstruieren in einem gemeinsamen Prozess die Wirklichkeit und so auch die aktuelle Übertragungsbeziehung. Es handelt sich dabei um nicht weniger als um die radikale Abkehr von der von Freud und heute noch von Anhängern nicht psychodynamischer Schulrichtungen vertretenen Ein-Personen-Sicht des therapeutischen Geschehens. Die moderne Psychodynamik weist diese (aus dem empirischen Realismus stammende und eine Erkenntnis ohne Einfluss des Erkennenden behauptende) Sicht als erkenntnistheoretisch überholt zurück.

»Übertragung ist letztlich immer ein Mixtum compositum, wofür sich der Ausdruck ›Übertragungsbeziehung‹ eingebürgert hat, um damit anzudeuten, dass die Wahrnehmung des Analytikers von seiten des Analysanden in situativ wechselnden Anteilen aus dem Dort und Damals vergangener Beziehungserfahrungen und dem Hier und Jetzt gegenwärtiger Beziehungseinflüsse zusammengesetzt ist« (Mertens 2000, S. 93).

Ermann (1997) differenziert (S. 220ff):

1. Übertragung auf reifem Strukturniveau: Die klassische objektale Übertragung (Übertragung von Erfahrungen mit Menschen des früheren Lebens auf aktuelle Beziehungen, Übertragung einer neurotischen Objektrepräsentanz, »falsche Verknüpfung«)
2. Übertragung auf mittlerem Strukturniveau: Die narzisstische Übertragung (Selbstobjekt-Übertragung = idealisierende oder entwertende Elternübertragung bzw. Spiegelübertragung bzw. Selbstübertragung = Übertragung von Aspekten der eigenen Person auf andere, durch projektive Identifikation entsteht konkordante Gegenübertragung) (s. unten)
3. Übertragung auf niederem Strukturniveau: Borderline-Übertragung (Übertragung von bestimmten Teilaspekten einer Beziehung. Z. B. versorgender Teil, hassender Teil, Spaltung hält gute und böse Anteile des Therapeuten auseinander. Manifestation noch nicht integrierter Vorstellungen von Teilobjekten)

Übertragungen sind also selten nur Projektionen des Patienten auf den Therapeuten, die gar nichts mit der Realität zu tun haben; sie haben fast immer einen »realen Haken«, an dem sie sich aufhängen können.

Übertragung ist in diesem Konzept auch nicht pathologische Reaktion, sondern Ausdruck und Wirkung einer natürlichen menschlichen Tendenz, die dem Überleben dient.

In der Terminologie mancher Selbstpsychologen (s. unten) ergeben sich Berührungspunke zu Grawe (z. B. 1998), der bekanntermaßen ebenso davon ausgeht, dass das Erleben und Verhalten von Schemata (s. unten) gesteuert wird. Psychoanalytisch lassen sich diese Schemata wieder »rückübersetzt« als Selbst- und Objektrepräsentanzen bezeichnen, die durch äußere Ereignisse aktualisiert werden und unsere Wahrnehmung, unser Handeln etc. entsprechend organisieren.

11.2.3 Erweiterungen durch Selbstpsychologie und analytische Psychologie

Ergänzend zu den bisher vorgestellten »objektalen« Übertragungsformen postulieren Selbstpsychologen im Anschluss an Kohut (z. B. 1973 u. 1975) die sogenannten »Selbstobjekt-Übertragungen«. Diese zeichnen sich durch die Verlagerung von Bedürfnissen nach einer das Selbst stabilisierenden Funktion auf den Therapeuten aus (vgl. u. a. Wolf 1996). Unterschieden wird hierbei zwischen Zwillingsübertragung (der Patient sucht einen Therapeuten, der eine »tröstende Erfahrung essentieller Ähnlichkeit zur Verfügung stellt«), Spiegelübertragung (der Patient versucht im Therapeuten »bestätigende oder billigende Reaktionen ... hervorzurufen«) und idealisierender Übertragung (der Patient sucht einen Therapeuten, der seine »Idealisierungen annehmen« kann) (Zitate aus Kohut 1996, S. 275).
(Zur Einführung in die Konzepte der Selbstpsychologie vgl. u. a. Siegel 2000)

Vonseiten jungianischer Autoren kann an eine lange Tradition der Befassung mit übertragungsrelevanten Themen angeknüpft werden, wenngleich auch Jung selbst oft zu sehr anderen als der klassischen Psychoanalyse gemäßen behandlungstechnischen Konsequenzen kam. Die mit alchemistischen Metaphern erläuterte bewusste *und* unbewusste Kommunikation zwischen Therapeut und Patient (Jung 1946) mutet im Lichte der modernen Wissenschaftstheorie (s. zuvor) fast gespenstisch aktuell an.

Unter den speziellen Übertragungskonzepten ist v. a. Dieckmanns (1979) archetypische Übertragung (und Gegenübertragung) zu nennen, da sie Aspekte betont, die in allen zuvor genannten Erläuterungen nicht vorkommen, den hier »stehen Arzt und Patient einer konstellierten archetypischen Imago gegenüber und haben sich mit dieser auseinanderzusetzen. Hierbei bewegen sie sich auf der Basis sowohl des eigenen Erfahrungshintergrundes als auch der gegenseitigen Identifikationsvorgänge gemeinsam innerhalb eines archetypischen Feldes« (ebd., S. 220; → zum Konzept des Archetyps als Bestandteil des kollektiven Unbewussten siehe Kap. 10).

11.2.4 Gegenübertragung

In den Anfängen der Psychoanalyse (wie jetzt noch in der gängigen Verhaltenstherapie) ist die Gegenübertragung des Therapeuten als eine Verunreinigung der Objektivität des Erkennens betrachtet worden:

> »Wir sind auf die ›Gegenübertragung‹ aufmerksam geworden, die sich beim Arzt durch den Einfluss des Patienten auf das unbewusste Erleben des Arztes einstellt, und sind nicht weit davon, die Forderung zu erheben, dass der Arzt diese Gegenübertragung in sich erkennen und bewältigen müsse. Wir haben (...) bemerkt, dass jeder

Psychoanalytiker nur soweit kommt, als seine eigenen Komplexe und Widerstände es gestatten, und verlangen daher, dass er seine Tätigkeit mit einer Selbstanalyse beginne und diese, während er seine Erfahrungen an Kranken macht, laufend vertiefe« (Freud 1910 b).

Die Gegenübertragung betrachtet das zuvor dargestellte Geschehen nun vom (inneren) Standpunkt des Therapeuten aus. Es handelt sich um emotionale (und kognitive) Beziehungsrepräsentanzen im Kontext der Therapie, seien sie nun mittelbar oder unmittelbar mit der Person des Patienten assoziiert.

»Es ist den von Gefühlen begleiteten Vorstellungen und Phantasien des Therapeuten in manchen Fällen nicht auf die Stirn geschrieben, wie sie exakt zuzuordnen sind. Aber sie sind auf jeden Fall eine ungemein wichtige Erkenntnisquelle und das Herzstück eines psychoanalytischen Prozesses. Die Analyse der Gegenübertragung und der Umgang mit ihr gelten deshalb auch als unverzichtbare Bestandteile der psychoanalytischen Kompetenz« (Mertens 2000, S. 104).

Gegenübertragung ist also zum einen die kognitiv-emotionale Reaktion des Therapeuten auf die therapeutische Beziehung. Die Gegenübertragung geht aber nach der Erfahrung zahlreicher Therapeuten auch der Übertragung voraus. Es handelt sich dann um unbewusste intrapsychische »Bereitstellungen« des Therapeuten, um sich bereits präventiv gegen äußere Bedrohungen, innere Konflikte oder Aktualisierungen eigener abgewehrter Anteile, die sich durch den Kontakt mit dem Patienten ergeben könnten, zu wappnen.

Folgende übergeordnete Einteilung reduziert das komplexe Thema.

> → *Klassische Auffassung der Gegenübertragung*
> Als direkte, meist vor- oder unbewusste Reaktion auf die Übertragung des Patienten entsteht im Therapeuten die Gegenübertragung.
> »Die Gegenübertragung des Therapeuten stellt eine oft unbewusste Reaktion auf die Übertragung eines Patienten dar«. Zu unterscheiden ist hier die
>
> - konkordante Gegenübertragung (Therapeut ist identifiziert mit der Position des Patienten)
> von der
> - komplementären Gegenübertragung (Therapeut wird zum internalisierten Objekt des Patienten) (Racker 1968).
>
> → *Totalistische Auffassung der Gegenübertragung*
> Alles, was der Therapeut gegenüber dem Patienten empfindet und denkt wird als Gegenübertragung bezeichnet.

Gegenübertragung ist immer ein kombiniertes Geschehen. Eine diesbezüglich nützliche Auflistung gab schon Little (1951), der die Gegenübertragung zusammengesetzt sah aus vier Dimensionen:

- Gegenübertragung als unbewusste Haltung dem Patienten gegenüber
- Neurotische Übertragungselemente, die dazu führen können, dass der Therapeut seinen Patienten wie einen Elternteil (oder Geschwister) erlebt
- Nicht-neurotische Reaktion des Therapeuten auf die Übertragung seines Patienten (sog. normale Gegenübertragung)

11.2 Übertragung und Gegenübertragung in der psychodyn. Denktradition

- Das Gesamt der Haltungen des Therapeuten gegenüber seinem Patienten

Patienten versuchen nach Sandler (1976), ihre Therapeuten zu einem bestimmten Rollenverhalten zu bewegen. Dieses Verhalten stellt dann meist eine Kompromissbildung dar zwischen dem Aufforderungscharakter des Patienten und der Art und Weise, wie ein Therapeut bereit ist, sich auf diese Aufforderung einzulassen. Neben der Haltung der gleichschwebenden Aufmerksamkeit sei deshalb auch eine Haltung der gleichschwebenden Rollenübernahme-Bereitschaft erforderlich.

Das Konzept der Rollenübernahme-Bereitschaft eröffnet aber einen weiteren notwendigen Überlegungsschritt: Es stellt sich die Frage, inwieweit sich eine Übertragung auch als Reaktion auf die Rollenübernahmebereitschaften, aber auch auf andere relevante Verhaltens- und Persönlichkeitsanteile des Therapeuten darstellt. Es ist also grundsätzlich wichtig, bei jeder speziellen Ausprägung der Übertragung zu berücksichtigen, inwieweit sie eine unmittelbare und oft unbewusste Antwort auf das jeweilige Interaktionsangebot des Analytikers ist. Dies ist dann besonders wichtig, wenn vom Therapeuten auch neurotische Interaktionsangebote bereitgehalten werden.

Wir kämen so zu Greensons (1982) Konzeption der Gegenübertragung als Übertragung des Therapeuten, die aus ungelösten Konflikten oder pathologischen strukturellen Gegebenheiten des Therapeuten resultiert. Diese kann sich dann in zwei Formen manifestieren:

- als genereller Stil bzw. allgemeine Einstellung (z. B. »von oben herab«, mitleidig etc.)

oder

- als spezifische Reaktion (die dann nur bei dieser einen speziellen therapeutischen Beziehung zu Tage treten würde).

Die vielfältigen Implikationen des Übertragungs-Gegenübertragungskonzepts, besonders in der modernen, konstruktivistischen und die Person des Therapeuten ebenso beachtende Version, sind für eine methodenintegrative Arbeit evident. Zur praktischen Ausgestaltung sei an dieser Stelle auf Kap. 16 verwiesen.

12 Ein Arbeitsmodell zur Integration

Psychotherapeutische (Schul-)Richtungen können neben der Analyse ihrer inhaltlichen Bestandteile (siehe zuvor, Kap. 7) auch formal unterteilt werden. Es ergeben sich dann verschiedene Ebenen, hin zur tatsächlich gemachten therapeutischen Einzelintervention.

Die in Abbildung 12.1 dargestellten Elemente gelten also nicht nur für psychodynamische Richtungen, sondern sind für die Fragestellung der Integration (Hereinnahme) eines schulenfremden Elements von grundsätzlicher Bedeutung.

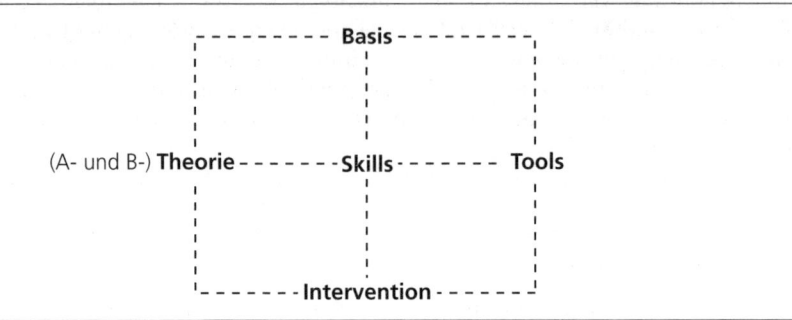

Abb. 12.1: Formale Struktur psychotherapeutischer Schulen

Die **Basis** meint in diesem Kontext das zugrundeliegende Menschenbild, die Sicht auf sich selbst, den anderen und die Welt. Nicht selten hat diese Basis religiös-spirituelle Momente. Zunächst völlig unabhängig von Fragen zu Krankheit und Behandlung, diese aber (etwa unter der Sinnfrage oder der grundlegenden Frage der Stellung des menschlichen Leids) beinhaltend, besitzt jeder Mensch letztendliche Sichtweisen auf die existentiellen Frage unseres Leben. Psychotherapeuten dürfen diese Sichtweisen nicht implizit halten, sie müssen, da sie in psychotherapeutischen Situationen unmittelbar handlungsrelevant sind, diese Sichtweisen sich selbst und u. U. auch anderen bewusst machen.

Bezüglich der Zugehörigkeit zu einer Schule spielen Menschenbildannahmen sicher eine zentrale Rolle. Dies gilt natürlich auch für die Ebene der Methodenintegration, wenn diese Methoden dem Menschenbild widersprechen könnten.

Unter **Theory** versteht das vorgestellte Modell die zunächst direkt aus dem Menschenbild abgeleiteten Theorien über Persönlichkeitsentwicklung, Entstehung und Aufrechterhaltung (psychischer) Erkrankung und deren Therapie. Diese Theorien sind, im Gegensatz zu den Basis-Annahmen, einer wissenschaftlichen Erforschung durchaus zugänglich. Allerdings sind die angewandten wissenschaftlichen Methoden (bzw. evtl. die Beschränkung derselben auf einige wenige) wiederum sehr Basis-abhängig. Dabei spielen im psychotherapeutischen Tun zwei unterschiedliche »Theorien« eine Rolle.

A-Theorie: Die von einer Schulrichtung verfassten theoretischen Abhandlungen und ihre Darstellung und Weiterentwicklung in den einschlägigen Medien und Publikationen. Aber:

12 Ein Arbeitsmodell zur Integration

»Die uns vertraute Art und Weise von Wissenschaft, das wissenschaftliche Publikationswesen mit seinen mehr theoretischen oder mehr praktischen Beiträgen, das akademische Ausbildungs- und Kongresswesen, entfaltet sich in der Psychotherapie auf dem Boden und Hintergrund dieser anderen sozialen Modalität, die Michael Polanyi (1958, 1969) unter dem Leitthema ‚Persönliches, unausgesprochenes Wissen und Können letztes wären in unserem Modell die Skills' ausführlich untersucht hat. Er hat gezeigt, dass in allen Wissenschaften, auch in den exakten Naturwissenschaften, personengebundenes Wissen und Können eine Rolle spielt, das nie annähernd adäquat sprachlich, theoretisch dargestellt wird, jedenfalls in expliziten Theorien und Regeln keineswegs aufgeht, vielmehr weitgehend sprachlich, theoretisch unentfaltet (implizit) bleibt, trotzdem aber eine effektive steuernde Funktion innerhalb der Wissenschaften ausübt, d. h. auch anderen mitgeteilt, auf andere übertragen werden kann« (Fürstenau 1971, S. 31).

Die A-Theorien bestehen also aus den abstrakten Darstellungen einer Therapieschule, die durchaus auch praktische Themen zum Inhalt haben können. Aber:

»Abstrakten Darstellungen einer Theorie des psychotherapeutischen Feldes kommt nur sehr begrenzt eine steuernde Funktion innerhalb des Feldes der wissenschaftlichen Psychotherapie zu; das psychotherapeutische Erfahrungswissen und Können ist umfangreicher, differenzierter und reflektierter, als dies aus der publizierten wissenschaftlichen Literatur hervorzugehen scheint« (ebd., S. 32).

B-Theorie: Die mehr oder weniger bewusste subjektive Theorie über Krankheit und Behandlung jedes einzelnen Psychotherapeuten (es sind Untersuchungen bekannt, wonach sich erfahrene Therapeuten unterschiedlicher Schulen mehr von ihren Ursprungsschulen unterscheiden als voneinander). Und diese Tatsache ist nicht als Störfaktor, sondern als große Ressource therapeutischen Handelns zu sehen (vgl. hierzu auch Orlinskys (1991) Unterscheidung in »treatment-theories« und »research-theories«).

Skills meinen, anders als bei der DBT Marsha Linehans, die sehr subjektiven, personenzugehörigen Fähigkeiten des Therapeuten, die schwer oder gar nicht einem Training oder einer Ausbildung zugänglich sind, quasi charakterliche Eigenschaften darstellen. Es handelt sich hierbei z. B. um Geduld, Einfühlungsvermögen u.v.m., ähnlich den traits (im Gegensatz zu den states) der alten Persönlichkeitspsychologie, also relativ zeitstabile Persönlichkeitseigenschaften, die allenfalls durch Selbsterfahrung oder Eigentherapie langsamen Veränderungen zugänglich sind.

Die **Tools** meinen die direkten Techniken des einzelnen Therapeuten. Sie liegen quasi im inneren »Werkzeugkasten« bereit und werden in der konkreten psychotherapeutischen Situation zur Anwendung gebracht. Sie sind durch die Therapieausbildung erworben und eingeübt. Die Tools haben eine inhärente Hierarchie, die sie ordnet und die ihrerseits wieder durch die Basis mitbestimmt ist.

Theory, Skills und Tools bilden die hierarchisch gestufte Grundlage der konkreten therapeutischen **Intervention**, also dessen, was ich tatsächlich mit dem Patienten mache.

Im Gegensatz zur landläufigen Meinung, ist es sehr schwer herauszufinden, was ein Psychotherapeut im Behandlungsraum konkret tut, »seit wir aus empirischen Untersuchungen wissen, dass man in sozialen Berufen von der Anerkennung oder der Verwerfung einer bestimmten theoretischen Position oder Handlungsanweisung bei einem Berufsangehörigen nicht auf die entsprechende Praxis schließen darf (Tausch & Tausch 1979)« (Fürstenau 1971, S. 41). Wirklich Konkretes kommt maximal in guten Supervisionen oder Intervisionen in Gänze zur Sprache.

12 Ein Arbeitsmodell zur Integration

Bezüglich einer anstehenden Integrationsarbeit sind die dargestellten Elemente von zweierlei Bedeutung:

1. Jede integrative Idee ist prinzipiell auf all den dargestellten Elementen der Gesamtmethode zu reflektieren. Im praktischen Vorgehen wird dies je nach Konkretisierungsgrad des Therapieschul-Elements pro Integrationsschritt dringlicher (d.h. zum Beispiel, dass auf der Ebene der Intervention *jeder* Integrationsschritt zu reflektieren (d.h. zu übersetzen) ist, auf der Ebene der Theory reicht eine grundsätzliche Überlegung (wie z.B. von Parfy 1996), um dann zum nächsten Schritt vorrücken zu können.
2. Innerhalb jedem der angeführten fünf Elemente ist grundsätzlich eine integrative Arbeit möglich. Das hier vorliegende Buch bezieht sich vorwiegend auf die Ebenen der Theory und der Skills, mit jeweils konkreten Auswirkungen auf die Interventionsebene.

13 Argumente: Zum Nutzen der Integration

»Es ist auch nicht überflüssig beizufügen, daß die konsequente Unterstützung des bewußten Standpunktes an sich schon hohe therapeutische Bedeutung besitzt und nicht selten zur Erreichung befriedigender Resultate genügt. Es wäre ein bedenkliches Vorurteil zu glauben, daß die Analyse des Unbewußten das Allheilmittel und deshalb unter allen Umständen anzuwenden sei. Die Analyse des Unbewußten ist etwas wie ein chirurgischer Eingriff und es soll nur zum Messer gegriffen werden, wenn andere Mittel versagen. Wenn es sich nicht aufdrängt, so läßt man das Unbewußte am besten in Ruhe.« (Jung 1946, GW Bd. 10, S. 189)

13.1 Der Nutzen für Patienten und Therapeuten

Dieser Aspekt geht von einer »Augenschein-Nützlichkeit« des integrativen Arbeitens aus. Wir erweitern unser Methodenrepertoire primär, um dem Patienten eine verbesserte Behandlung bieten zu können. Konkret sind die dazugehörigen Aspekte abgedeckt in der Fragestellung nach der jeweiligen Indikation zur Integration (siehe Kap. 16.2), die diesen Nutzen für den Patienten im speziellen Fall formuliert.

Vonseiten der Therapeuten liegt der Nutzen des Integrierens in einer Erweiterung des Handlungs- und Verständnisrepertoires bezogen auf den gegenübersitzenden Patienten. Damit reduziert die Integration Hilflosigkeits- oder gar Insuffizienzgefühle (vgl. dazu Kap. 16.3).

13.2 Der Nutzen für die psychodynamische Theoriebildung

»Ob sich die Integration letztlich als fruchtbar erweisen wird, hängt von ihrer Bewährung im neuen Kontext ab – wenn sich die Erklärungsleistung der Stammtheorien vergrößert und daher die Komplexität im Verwendungszusammenhang verringert wird, dann kann die Integration als geglückt betrachtet werden« (Parfy 1996, S. 95).

Durch die – übersetzte – Einbeziehung lerntheoretisch und kognitiv gewonnener Einsichten erweitert sich das Handlungsrepertoire der psychodynamisch-theoretisch konzipierten Therapie. Mehr Erklärungsmöglichkeiten und mehr Verstehenszugänge werden eröffnet. Zusätzlich ist es aber auch einer »(…) Überlegung wert, inwieweit einzelne Bestandteile schulenspezifischer Theoriegebäude nicht auch eine befruchtende katalytische Funktion in der Entwicklung anderer Theoriesysteme ausüben könnten« (Parfy 1996, S. 98), in unserem Fall, ob sich durch die Integrationsarbeit im Laufe der Zeit auch eine stimulierende Wirkung auf das psychoanalytische Theoriesystem insgesamt ergeben könnte.

13.3 Der Nutzen für die wissenschaftliche Fundierung der psychodynamischen Therapien

Die Wissenschaftlichkeit eines Verfahrens wird heute im akademischen und auch allgemeinsprachlichen Konzept gleichgesetzt mit dem Nachweis einer signifikanten Wirksamkeit in randomisierten Kontrollgruppendesigns (RCT = Randomized Controlled Trials). Die in aller Munde geführte evidenzbasierte Medizin (Engl.

13 Argumente: Zum Nutzen der Integration

Evidence based medicine, EBM), die auch für den Psychotherapiesektor zunehmend von Bedeutung ist, akzeptiert eigentlich nur Level I und Level II Studien, um ein Verfahren als wissenschaftlich anerkannt zu akzeptieren. Beide Levels sind etwa bei psychoanalytischen Langzeitverfahren nicht einsetzbar, was allerdings nicht gegen ein Verfahren zu Felde geführt werden kann, sondern lediglich zur Suche nach diesem Verfahren angemessenen Forschungsmethoden anspornen sollte. Die Wissenschaftstheorie dieses aus der Physik des 20. Jahrhunderts abgeleiteten naiven Positivismus ist als Grundlage der Psychotherapie eigentlich obsolet, geht sie doch u. a. auch davon aus, dass es eine objektive Aussage über einen Gegenstand (hier: menschliches Erleben und Verhalten) geben könne, der unabhängig vom Beobachter als gegeben anzunehmen wäre, gibt. Während die Physik sich bereits lange von diesem Standpunkt entfernte, hält die Psychotherapie zumindest implizit immer noch an diesem wissenschaftstheoretischen Punkt fest. Andere wissenschaftliche Verfahren, die etwa der Geisteswissenschaft entlehnt sind, und die für die psychodynamischen Belange von weit mehr Bedeutung und Nutzen wären, werden aus dieser Definition von Wissenschaftlichkeit ausgeschlossen. Es folgt ein reduktionistischer Pragmatismus, der Menschliches herunterbricht auf »objektiv Messbares«. Moderne psychoanalytische Theoretiker halten mit der Wissenschaftstheorie des Konstruktivismus dagegen, setzen sich allerdings v. a. im akademischen und damit früher oder später auch im ökonomischen Feld unserer Profession nicht durch und bleiben vereinzelt (vgl. auch Kap. 4).

Auch wenn hier durchaus die Meinung vertreten wird, psychodynamische Therapien sollten positivistische Methoden nicht eins zu eins übernehmen und auf ihr Verfahren anzuwenden versuchen, so soll doch ein bedeutsamer »Nebennutzen« einer wie in diesem Buch vorgestellten Integrationsarbeit aufgezeigt werden. Die hier dargestellten verhaltenstherapeutischen Methoden wurden sämtlich mit dem maximal möglichen Stand mathematisch-wissenschaftlicher (und damit voll im Mainstream der Anerkennung liegender) Methoden entwickelt und überprüft. Das heißt, sollte es gelingen, und das vorliegende Buch möchte dazu einen Beitrag leisten, psychodynamisches Tun in verhaltenstherapeutische Begriffe zu übersetzen und vice versa, so würde dies sofort bedeuten, dass ein großer Teil (nämlich zumindest der integrierte Teil) psychodynamischer Terrains nun auch diesem Standard der Wissenschaftlichkeit entspräche. Denn eines ist klar: Auch in der diesem Wissenschaftsideal entsprechenden Verhaltenstherapie wird nicht die gesamte Verhaltenstherapie mit mathematisch-statistischen Methoden evaluiert, sondern immer isolierte und vereinzelte therapeutische Methoden (etwa eine Expositionsbehandlung). Gleiches gilt nun auch für die psychodynamischen Therapien. Mit der Integration und Übersetzung statistisch evaluierter verhaltenstherapeutischer Methoden steht also gleichzeitig der diese Methoden betreffende Evaluationsgrad der psychodynamischen Therapien!

Im Zuge der evidenzbasierten Medizin werden zunehmend auch Leitlinien für den Bereich der Psychotherapie diskutiert. Trotz zahlreicher Skeptiker ist deren Voranschreiten wohl nicht mehr aufzuhalten (vgl. hierzu die Veröffentlichungen der Arbeitsgemeinschaft der Wissenschaftlichen Medizinischen Fachverbände/AWMF, www.awmf-online.de). Auch dieser Bereich muss die psychodynamisch arbeitenden Kollegen dann nicht mehr schrecken, wenn die in diesen Leitlinien vorgeschlagenen und vielleicht früher oder später auch nur mehr ausschließlich von den Kassen übernommenen Verfahren nun auch – gut übersetzt und integriert – Bestandteil einer neuen psychodynamischen Therapie geworden sind!

Teil III – Praxis

»Praxis ist eine Idee, die Gestalt annimmt in der Wirklichkeit des Lebens«
(Song 1989, S. 99).

14 Verhaltenstherapeutische Grundlagen und Methoden

14.1 Entwicklung und Definition der Verhaltenstherapie

14.1.1 Geschichte

Die Verhaltenstherapie hat seit ihrer ersten Konzeptbildung einen engen Bezug zur psychologischen Grundlagenforschung und ist deshalb bis heute eine stark vom Berufsstand der Psychologen dominierte Disziplin. Daher lässt sich auch für die Entwicklung und Entstehungsgeschichte der Verhaltenstherapie weder ein Gründervater noch ein historisches Datum angeben. Unter dem Terminus Verhaltenstherapie versammelt sich eine sehr heterogene Gruppe von theoretischen Modellen menschlichen Erlebens und Verhaltens, Methoden und störungsspezifischen Behandlungsausrichtungen.

Der Begriff Verhaltenstherapie (genauer: »Behavior modification«) tauchte in den 1950er-Jahren erstmals auf und wird mehreren Autoren unabhängig voneinander zugeschrieben (Wolpe, Eysenck, Skinner, Lindsley und Meyer). Bereits in den 1920er- und 1930er-Jahren sind vereinzelte Vorläufer (Watson, Pawlow) auszumachen, ohne dass dies bereits zu dieser Zeit zu einer einheitlichen Entwicklung geführt hätte. Seit etwa Mitte der 1950er-Jahre kann man von einer kontinuierlichen Entwicklung der Verhaltenstherapie sprechen.

Die Verhaltentherapie verfügt über einen großen Schatz vorwiegend experimentell erworbener Gesetze und Hypothesen. Diese werden auf einer nächsten Ebene zu technologischen Sätzen zusammengefasst (z. B. bei Vermeidungsverhalten → Konfrontationsübungen), die lediglich in ihrem Grad der Effektivität, nicht aber im Grad der Wahrheit beurteilt werden können. Die Stärke der Verhaltenstherapie liegt aber eindeutig in der noch weiter darunterliegenden Ebene, der konkreten therapeutischen Aktion. Hier finden sich die meisten Veröffentlichungen, hier haben die Therapieanweisungen und Manuale ihren Platz. Innerhalb der Verhaltenstherapie gab es lange einen Dissens darüber, ob es ausreiche, einen rein technologischen und handlungspraktischen Ansatz zu vertreten, d. h. sich möglichst effektive Verfahren zu kreieren, ohne auf eine theoretische Weiterentwicklung großen Wert zu legen, oder ob auch theoretische Erklärungen des therapiepraktisch Vorgefundenen anzustreben seien. Auch heute noch sind die Lehrbücher der Verhaltenstherapie und der psychodynamischen Therapie fast komplementär aufgebaut. Wo die einen ihren Schwerpunkt haben (z. B. Theorie bei der Psychoanalyse, Technik bei der Verhaltenstherapie) haben die anderen ihre Schwachstelle.

14.1.2 Begriffsbestimmung

Die (kognitive) Verhaltenstherapie (kognitive Therapie wird hier nicht als eigenständige Therapievariante gesehen) besitzt nicht, wie etwa die Psychoanalyse oder die systemische Therapie, einen mehr oder weniger konsistenten oder zumindest doch aufeinander bezogenen Kanon von Theorien. Vielmehr werden aus der allgemeinen, der experimentellen und der Sozialpsychologie sowie relevanter Nachbardisziplinen (z. B. Biologie, Physiologie, Neurophysiologie, Neuroendokrinologie, Soziologie etc.) brauchbare Theorieanteile zusammengefasst und zur Erklärung einer psychischen Störung und deren Therapie genutzt. Therapie bedeutet hierbei die Beeinflussung biologischer Vorgänge ebenso wie von Verhalten, Denken und Empfinden bis hin zu sozialem Geschehen. Eine gelungene Verhaltenstherapie vermittelt neue Fertigkeiten des Problemlösens und des konkreten Handelns.

Reinecker (1999) beschreibt folgende »wissenschaftlichen und handlungsleitenden Prinzipien der heutigen (kognitiven) Verhaltenstherapie«:
- Vorrangiges Merkmal der Verhaltenstherapie ist die funktionale Analyse von Beschwerden, d. h. eine Erfassung von Bedingungen und Beschwerden
- Verhaltenstherapie intendiert eine Operationalisierung von Begriffen auf prinzipiell beobachtbarer Ebene
- Empirische Fundierung und Validierung des Vorgehens mit Hilfe unterschiedlicher Designs
- Die Erfassung von Veränderungen erfolgt auf unterschiedlichen Ebenen, in der Regel auf der Ebene des Verhaltens, der Kognitionen und psychophysiologischer Prozesse
- Intervention setzt vorwiegend am Hier und Jetzt an mit dem Ziel, die für einen Patienten wünschenswerten Veränderungen in Gang zu setzen
- Zentrales Element der Therapie ist das Prinzip des Problemlösens: Therapie schafft konkrete Möglichkeiten für neues Lernen (innerhalb und zwischen den therapeutischen Sitzungen)
- Prinzip der Transparenz: Die einzelnen Therapieschritte werden dem Patienten gegenüber explizit vermittelt
- Therapeutische Beziehung: Therapeut und Patient agieren im Sinne eines Arbeitsbündnisses und gemeinsamer Bemühungen
- Ziel der Therapie ist die Linderung menschlichen Leidens und die Befähigung des Patienten zu eigenständiger Bewältigung von Problemen (Prinzip des Selbstmanagements)
- Verhaltenstherapie ist ein zeitlich begrenzter Prozess mit expliziten Zielvorstellungen, in den einzelnen Phasen des Prozesses stehen unterschiedliche Ziele und Maßnahmen im Mittelpunkt

Am meisten zitiert ist heute die Definition Margrafs (z. B. 1996), die daher hier im Wortlaut wiedergegeben sei:

> »Die Verhaltenstherapie ist eine auf der empirischen Psychologie basierende psychotherapeutische Grundorientierung. Sie umfasst störungsspezifische und -unspezifische Therapieverfahren, die aufgrund von möglichst hinreichend überprüftem Störungswissen und psychologischem Änderungswissen eine systematische Besserung der zu behandelnden Problematik anstreben. Die Maßnahmen verfolgen konkrete und operationalisierte Ziele auf den verschiedenen Ebenen des Verhaltens und Erlebens, leiten sich aus einer Störungsdiagnostik und individuellen Problemanalyse ab und setzen an prädisponierenden, auslösenden und/oder aufrechterhaltenden Problemänderungen an. Die in ständiger Entwicklung befindliche Verhaltenstherapie hat den Anspruch, ihre Effektivität empirisch abzusichern.« (Margraf 2000, Bd. 1)

14.2 Die Eignung der Verhaltentherapie zur Integration

Nur wenige psychotherapeutische Verfahren eignen sich in dem Maße wie die Verhaltenstherapie zu einer integrativen Arbeit. Dies liegt u. a. an strukturellen Eigenschaften dieser Therapieschule, die z.T. in den vorherigen Kapiteln bereits angesprochen wurden.

1. Verhaltenstherapie ist **einzelmethoden-orientiert**: Der Großteil des therapeutischen Fundus der Verhaltenstherapie besteht aus detailliert dargestellten und gut erlernbaren therapeutischen Techniken, die dann, in unterschiedlicher Form aneinandergefügt, störungsspezifische Behandlungskonzeptionen ergeben. Gerade diese Möglichkeit der Zergliederung in Techniken ist für die Übernahme eben einiger bestimmter Einzelverfahren von großem Nutzen.
2. Verhaltentherapie ist klar **zielorientiert**: »Veränderungsorientierte Therapien sind (…) explizit zielorientiert. Therapieziele werden ständig mit dem Patienten kommuniziert und abgeglichen« (Sulz 2003, S. 103). Bevor also eine verhaltenstherapeutische Strategie eingeschlagen wird, wird, zusammen mit dem Patienten, exakt das gewünschte Ziel vereinbart bzw. auch »verhandelt«. Da die in dieser Arbeit vorgeschlagene Integration ebenfalls verhaltenstherapeutische Techniken nur für klar definierte therapeutische (Teil-)Ziele vorsieht, passt diese strukturelle Eigenschaft gut in unser Integrationsbemühen.
3. Verhaltentherapie ist deutlich **symptomorientiert**: Weniger eine zugrundeliegende Erkrankung, sondern vielmehr die im Mainstream von verdecktem Verhalten (Kognitionen) deutlich werdenden einzelnen Symptome und ihre Konstellationen sind die Ansatzpunkte verhaltenstherapeutischer Methoden. Dies macht eine Integration leichter, da nicht ganze, theorielastige Krankheitsmodelle mit jeder Technik zu integrieren sind. Der Mangel an Krankheitstheorie macht also die praktische und theoretische Integrationsarbeit problemloser.
4. Verhaltenstherapie ist hoch **transparent**: Verhaltenstherapeuten führen erst dann eine Methode in die Therapie ein, wenn der Patient genau verstanden hat, warum sie das tun und warum die Methode genau so abzulaufen hat. Auch diese Vorgabe soll direkt in das integrative Arbeiten übernommen werden: Im Gegensatz zu vielen psychodynamischen Interventionen, die ohne Transparenz

für den Patienten durchgeführt werden, sollen die verhaltenstherapeutischen Einzeltechniken genau erläutert und begründet sein.
5. Verhaltenstherapie ist **am Hier und Jetzt orientiert:** Die verhaltenstherapeutischen Methoden setzen fast ausnahmslos an den aktuellen Problemkonstellationen des Patienten an. Diese Tatsache bringt bzgl. der Integrationsarbeit den Vorteil mit sich, dass die genetischen Erklärungsmuster, die auf psychodynamischer Art und Weise mit dem Patienten erarbeitet wurden, durch die eingesetzten verhaltenstherapeutischen Verfahren nicht in Frage gestellt werden.

> Zusammenfassend lässt sich also sagen, dass Methoden-, Ziel- und Symptomorientierung sowie hohe Behandlungstransparenz und Gegenwartsorientierung die Verhaltenstherapie besonders für integrative Bemühungen prädisponieren!

14.3 Theoretische Grundlagen der Verhaltenstherapie

14.3.1 Lerntheoretische Grundlagen

Einen Kernbereich für die psychologische Orientierung der Verhaltenstherapie bilden seit jeher die Lerntheorien. Erwerb und Veränderung von Verhalten (im weitesten Sinne des Wortes, gleichgültig ob normales oder pathologisches Verhalten) ist ohne Lernen nicht vorstellbar. Entsprechend lassen sich die Veränderungen und Erweiterungen von Handlungsweisen eines Menschen als Lernprozess verstehen und darstellen.

Die Lerntheorien und -gesetze bilden bis heute die unumstößliche Plattform jeglicher Verhaltenstherapie. Die Verwurzelung des Verfahrens in dieser Wissenschaftsdisziplin reicht zurück bis in die zwanziger Jahre des vorherigen Jahrhunderts, als Pawlow (1927) erforschte, in welcher Weise ein bestimmter neutraler Reiz (CS) durch Koppelung mit einem unbedingten Reiz (UCS) selbst Auslöserfunktion für eine Reaktion (CR, konditionierte Reaktion) übernehmen kann und als Thorndike (1932) Lernen als Bildung von Assoziationen (Verknüpfungen) zwischen Situationen (S) und Reaktionen (R) erläuterte.

Das Modell der sogenannten »Stimulussubstitution« ist im Prinzip des **klassischen Konditionierens** (respondentes Lernen) festgehalten: Durch ein (meist zufälliges) immer wieder vorkommendes (z.B. zeitliches) Zusammentreffen eines für einen Organismus neutralen Reizes oder einer chronischen Belastungssituation (dem sog. »unkonditionierten Stimulus«) mit irgendeinem anderen gewinnt der neutrale Reiz eine die ursprünglich unkonditionierte Reaktion auslösende Bedeutung. Diese wird dadurch zu einer konditionierten Reaktion. Ein Beispiel: Ein Autofahrer fährt auf die Autobahn. Kurz danach passiert er einen schrecklichen Unfall mit viel Blut und Schwerverletzten (unkonditionierter Reiz). Dieser Anblick bereitet ihm Unbehangen (unkonditionierte Reaktion). Passiert dies häufig oder ist das Ganze besonders schrecklich, kann die Koppelung »Autobahn« (der konditionierte Reiz) mit dem Unfallgeschehen dazu führen, dass das Fahren auf die Autobahn bereits Unbehagen auslöst (konditionierte Reaktion).

14.3 Theoretische Grundlagen der Verhaltenstherapie

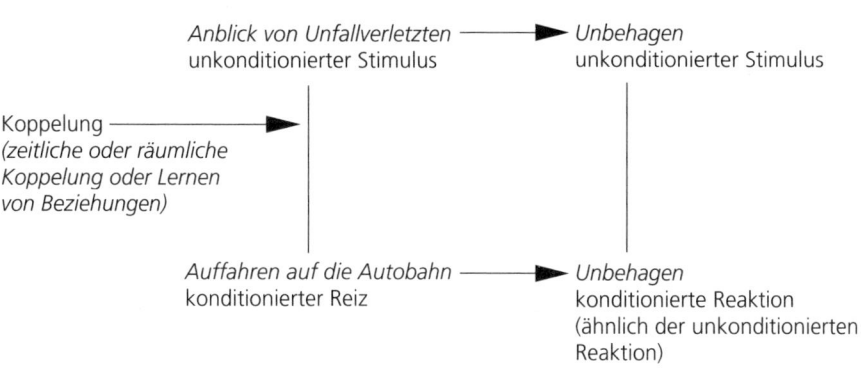

Abb. 14.1: Beispiel einer Konditionierung

Pawlow dachte, auch das unendlich kompliziertere Verhalten von Menschen ließe sich als Abfolge bedingter und unbedingter Reaktionen auf innere oder äußere Reize verstehen. Es entstünde dann eine Konditionierung höherer Ordnung: Der ursprüngliche konditionierte Reiz kann dann die Funktion eines unkonditionierten Reizes einnehmen und so fort (z.B. aus dem Haus gehen – konditionierter Reiz 2 – erzeugt Unbehagen, weil meistens auf die Autobahn gefahren wird – konditionierter Reiz 1). Die menschliche Sprache kann oft die Funktion eines neuen konditionierten Reizes einnehmen.

Pawlow unterscheidet dann zwei Konditionierungs-Subtypen:

Typ A-Konditionierung: Unkonditionierter Reiz und konditionierter Reiz sind verschieden, es bestehen allerdings besondere Triebvoraussetzungen (motivationale Bedingungen, wie z.B. starker Hunger), ohne die die Konditionierung nicht stattfinden würde. D.h., die unkonditionierte Reaktion kann auch nur in instrumentellen Handlungen im Zusammenhang mit den motivationalen Gegebenheiten bestehen.

Typ B-Konditionierung: Unkonditionierter Reiz und konditionierter Reiz sind sich ähnlich. Der konditionierte Reiz ersetzt teilweise den unkonditionierten Reiz, die unkonditionierte Reaktion ist unabhängig von etwaigen motivationalen Voraussetzungen und instrumentellen Handlungen. Letzterer besitzt seinerseits bereits aversive Eigenschaften.

Mit Skinner begann etwa ab den 50er-Jahren des letzten Jahrhunderts eine entscheidende Erweiterung der Sicht auf das (menschliche) Lernen (z.B. 1953). In akribisch aufgeführten Experimenten fand er das **operante Konditionieren**. Dies meint, kurz gefasst, die Beeinflussung der Wahrscheinlichkeit, dass ein bestimmtes Verhalten noch einmal auftritt in Abhängigkeit von den Konsequenzen, die auf dieses Verhalten folgen. Erneut ein einfaches Beispiel: Ein junges Mädchen mit wenig sozialem Erfolg erkrankt an einer Grippe. Dadurch verliert sie an Gewicht. Das löst bei den Mitschülern positive Zuwendung aus. Dies bestärkt das Mädchen in seinem Verhalten, abzunehmen. Es fastet, um erneut durch Zuwendung positive Verstärkung zu erfahren.

14 Verhaltenstherapeutische Grundlagen und Methoden

> **Folgende Begriffe sind zum Verständnis der zentralen Lerntheorien notwendig:**
>
> Unter einem **Verstärker** versteht man einen Reiz, der auf ein bestimmtes Verhalten folgt und der die zukünftige Auftretenswahrscheinlichkeit der ihm vorausgehenden Reaktion (oder ähnlicher Reaktionen) zu erhöhen im Stande ist.
>
> **Verstärkung:** Nach dem Auftreten einer speziellen Reaktion wird ein angenehmer Reiz gegeben (positive Verstärkung) oder ein unangenehmer Reiz weggenommen (negative Verstärkung), um die Wahrscheinlichkeit des Auftretens der Reaktion zu erhöhen (Verstärkung ist nur dann möglich, wenn ein entsprechendes Bedürfnis vorliegt).
>
> **Bestrafung:** Eine positive Konsequenz eines Verhaltens wird entfernt (indirekte Bestrafung, Löschung) oder eine negative Konsequenz folgt auf ein Verhalten (direkte Bestrafung), so dass die Wahrscheinlichkeit dieses Verhaltens sinkt. (Zur Rolle der Bestrafung in der Verhaltenstherapie vgl. u. a. Reinecker 2000.)
>
> **Sekundäre Verstärkung:** Hier übernehmen Reize, die räumlich und/oder zeitlich mit primären Verstärkern (wie Essen, Trinken, aber auch Zärtlichkeit) assoziiert sind, selbst deren Verstärkungseigenschaften.
>
> **Generalisierung:** Gemeint ist die die Ausweitung der auf einen bestimmten Reiz gezeigten Reaktion auf ähnliche Reize (in unserm Beispiel, der Fahrt auf der Autobahn: nicht nur die Autobenutzung, auch die Fahrt im Bus wird unmöglich).
>
> **Löschung:** Durch oftmaliges Erleben des konditionierten Reizes ohne Koppelung mit dem unkonditionierten Reiz *oder* durch oftmaliges Ausführen einer Reaktion ohne nachfolgende Verstärkung nimmt die Auftretenswahrscheinlichkeit der Reaktion wieder ab.
>
> **Habituation:** Nach oftmaliger Anwendung einer Verstärkung oder Bestrafung sinkt deren Wirkung auf die Reaktionswahrscheinlichkeit.
>
> Ein *Beispiel* aus der Welt der Tiere: **Meine Katze soll abends pünktlich von draußen reinkommen**
>
> Die Katze kommt pünktlich, exklusives Futter wird bereitgestellt (→ positive Verstärkung)
>
> Die Katze kommt mehrmals hintereinander pünktlich, ohne dass das Futter bereitgestellt wird (→ Löschung)
>
> Um als Verstärker dienen zu können, muss das Katzenfutter immer exklusiver werden (→ Habituation)
>
> Die Katze kommt unpünktlich, eine am Eingang angebrachte Vorrichtung setzt einen Elektroschock (nicht ernst gemeint!!) (→ direkte Bestrafung)
>
> Immer wenn die Katze heimkommt, ist auch der Hund im Haus. Nur wenn sie pünktlich heimkommt, ist der Hund Gassi (→ negative Verstärkung)
>
> *Anmerkung* für Katzenfreunde: Aus bisher der Forschung wenig zugänglichen Gründen eignen sich gerade Katzen nur sehr bedingt für Konditionierungsversuche und widerstehen diesen hartnäckig.

In einem nächsten theoretischen Entwicklungsschritt formulierte Mowrer (z. B. 1960) die sog. Zwei-Faktoren Theorie des Lernens und verbindet damit, über den Umweg der Angstreaktion, klassisches und operantes Konditionieren und weist auf die eminente Bedeutung des Vermeidungsverhaltens hin.

14.3 Theoretische Grundlagen der Verhaltenstherapie

Hoyer (2004) gibt eine detaillierte Übersicht über »typisches Vermeidungs-, Sicherheits- und Schonverhalten bei Angststörungen«, das hier in Auszügen (s. ebd. S. 26) beispielhaft zitiert sei.

- Agoraphobie: Vermeidung vielfältiger Alltagsaktivitäten
- Soziale Phobie: Vermeidung sozialer Situationen oder sogenanntes Sicherheitsverhalten (Schweigen, Wortbeiträge vermeiden, exzessives gedankliches Durchgehen der Situation)
- Spezifische (isolierte) Phobie: Vermeiden des Objekts und ggf. von Darstellungen davon
- Panikstörung: U.a. Überaufmerksamkeit auf körperliche Symptome, Rückversichern durch Arztkontakte
- Generalisierte Angststörung: Rückversichern (Kontrollanrufe), Vermeiden potentiell Sorgen auslösender Information, Gedankenunterdrückung
- Zwangsstörung: Exzessives Kontrollverhalten, Gedankenunterdrückung, Rückversichern
- Posttraumatische Belastungsstörung: Vermeiden von Reizen, welche die Wiedererinnerung an das Trauma fördern könnten

Das *Vermeidungsverhalten* und dessen Aufhebung spielen also in der Verhaltenstherapie eine zentrale Rolle. Übrigens: Bereits lange vor den Lerntheoretikern schrieb Freud 1911 in seinen »Formulierungen über die zwei Prinzipien des psychischen Geschehens«: »Der Neurotiker wendet sich von der Wirklichkeit ab, weil es sie – als Ganzes oder Stücke derselben unerträglich findet« (1911, GW Bd. VIII, S. 230). Auch wenn er damit weniger bewusste Prozesse meinte, als diejenigen, die Gegenstand der Verhaltenstherapie sind, weist dies doch auf (auch an anderen Stellen zu findende) nicht zu verleugnende lerntheoretische Grundzüge bereits innerhalb der frühen Psychoanalyse hin.

Die aus den zuvor genannten Entwicklungen hervorgegangene *Verhaltensgleichung* (SORK-Schema; z.B. Kanfer & Phillips 1970) stellt bis heute das Herzstück der Verhaltentherapie dar und ist auch für unsere Integrationsbemühungen von entscheidender Bedeutung. Sie lautet:

S	O	R	K
Stimulus	Organismusvariable	Reaktion	Konsequenzen
S intern		R (kognitiv-emotional)	
S extern		R (physiologisch)	
		R (motivational)	

Erläuterung des SORK-Schemas:

Der Stimulus (S) ist die eine bestimmte, zu ändernde reaktionsauslösende (Symptomverhalten) Situation. Sie kann intern sein (z.B. die Wahrnehmung eines Körperreizes, auch ein bestimmter Gedanke) oder extern (z.B. die Auffahrt zur Autobahn in unserem vorherigen Beispiel).

Die Organismusvariable (O) hat in der modernen Verhaltenstherapie eine entscheidende Erweiterung erfahren. Waren früher v.a. körperliche Prädispositionen oder Gegebenheiten (z.B. Behinderungen, Suchterkrankungen) hier gemeint, so fasst man heute unter die O-Variable auch die Kognitionen, Einstellungen etc. Dies erweitert die horizontale Verhaltensgleichung (SORK) durch eine vertikale

Betrachtung der vermittelnden intrapsychischen und dem Bewusstsein nicht direkt zugänglichen (siehe Kap. 14.3.2) Faktoren.

Die Reaktion (R) auf die Auslösesituation und dazugehörigen Kognitionen etc. kann auf kognitiv-emotionaler Ebene ablaufen (z. B. Zwangsgedanken, Ängste), auf physiologischer Ebene (z. B. Beschleunigung des Pulsschlags) oder auf motorischer Ebene (Verlassen einer Situation).

Entscheidend ist dann die auf die Reaktion folgende Konsequenz (K), die zur Aufrechterhaltung des zu verändernden Verhaltens (meist mittels Entlastung durch Vermeidung) führt.

Eine weitere bedeutende klassische Lernform, das Modelllernen nach Bandura (z. B. 1979), das dann vorliegt, »wenn ein Individuum sich aufgrund der Beobachtung des Verhaltens anderer Individuen und der darauffolgenden Konsequenzen neue Verhaltensweisen aneignet oder schon bestehende Verhaltensweisen weitgehend verändert werden« (Baade u. a. 1983, S. 111), und das v. a. in der verhaltenstherapeutischen Kindertherapie eine Rolle spielt, ist für unseren Zusammenhang nur von peripherer Bedeutung und soll daher nicht ausführlich besprochen werden. (Zur verhaltenstherapeutischen Kinderbehandlung vgl. u. a. Borg-Laufs 1999.)

14.3.2 Kognitionspsychologische Grundlagen

Die Kognitionspsychologie ist ein breites psychologisches Grundlagenfach, das hier nicht erschöpfend dargestellt werden kann. Wir beschränken uns daher auf einige wenige Modelle, die immer wieder von namhaften Verhaltenstherapeuten als Grundlage ihres Handelns angeführt werden.

»Kognitionen« sind komplexe intrapsychische Geschehnisse mit dem Zweck der Aufnahme und der Verarbeitung von Wissen. Die Grenzen zwischen den Lerntheorien und den Kognitionstheorien verschwimmen, seitdem Lernen als komplexe Informationsverarbeitung gesehen wird.

a) Frühe Theorien

Übergänge von den Lerntheorien zu kognitiven Betrachtungsweisen bilden z. B. Netzwerktheorien (z. B. Lang 1993) oder auch das wieder sehr moderne und soziale Prozesse stark mit einbeziehende Selbstwirksamkeits-Modell, das bereits in den 70er-Jahren des vorigen Jahrhunderts von Bandura (z. B. 1977) beschrieben wurde. Es meint, dass relevante Verhaltensänderungen zu beobachten sind, wenn sich die zugehörigen Erwartungen verändern. Relevant ist, ob ein Mensch glaubt, in einer bestimmten Lebenslage auf eine bestimmte Art und Weise reagieren zu können und ob er erwartet, dass diese Reaktion auch zu dem von ihm gewünschten Resultat führen wird (vgl. hierzu zusammenfassend Reinecker 1999). In beiden Fällen setzt das therapeutische Engagement an Bewertungsprozessen an und versucht diese zu verändern.

b) Schematheorien, Pläne

Spätesten seit den kognitiven Therapietheorien von Meichenbaum (1979) und später nachfolgender Autoren, spielen (hierarchisch) geordnete kognitive Strukturen eine entscheidende Bedeutung in der (jetzt kognitiven) Verhaltenstherapie.

Vor allem der Schemabegriff ist aus der modernen kognitiven Therapie nicht mehr wegzudenken und zeigt deutliche psychodynamische Konnotationen:
Die Bildung von Schemata wird bereits in die frühe Kindheit gelegt, durch Wahrnehmungsselektion und die Kombination zu Clustern entstehen intrapsychische Strukturen. Schemata sind Normen, Gebote und Regeln, die vermittelt oder selbst (z. B. logisch) erschlossen wurden. Oft werden persönliche Schemata aber keiner ausführlichen Testung unterzogen und bestehen »ungetestet« weiter. Schemata sind also emotional-kognitive, innerpsychische Strukturen, anhand derer Reize aus der Umwelt eingeordnet und bewertet werden. Sie ermöglichen, einzeln oder als Schemanetz, eine angepasste Reaktion der Umwelt gegenüber, weil sie komprimierte Erfahrungen darstellen, die uns in der jeweiligen Situation Handlungsanleitungen sind.

Der aus der allgemeinen Psychologie stammende Begriff »Plan« bezieht sich auf die dem Schema untergeordnete Ebene:

> »Ein Plan besteht aus einer Zielkomponente und einer Operationskomponente, also Verhaltensweisen oder Mitteln die dazu dienen, diese Ziele zu erreichen. Pläne sind hierarchisch organisiert, d. h. ein Plan kann ein Mittel für einen übergeordneten Plan sein (...) Pläne sind die unmittelbar handlungssteuernde Komponente aktivierter Schemata« (Sachse 2001, S. 18).

Die sog. »vertikale Verhaltensanalyse« (O-Variable, siehe zuvor) dient zur Identifikation zugrundeliegender Schemata oder Pläne.

Literatur

Beck, A. T., Freemann, A. (1993): Kognitive Therapie der Persönlichkeitsstörungen
Hiller, W. u. a. (2004): Lehrbuch der Psychotherapie Bd. 1
Margraf, J. (Hrsg.) (1996): Lehrbuch der Verhaltenstherapie Bd. I
Reinecker, H. (1999): Lehrbuch der Verhaltenstherapie

14.4 Verhaltenstherapeutische Methoden

> »Grenzüberschreitungen sind sicher nicht immer schädlich, sie können natürlich sein. Sie müssen aber reflektiert werden auf ihre Verträglichkeit hin. Nicht alle Grenzen können ungestraft übertreten werden. Manche Grenzgänger haben für ein bestimmtes Land allzu leichte Kleidung oder auch unpassende Kopfbedeckungen und kennen vor allem die fremden Sitten nicht in ihrem Bedeutungsgehalt. All dies will bedacht sein, wenn man Psychotherapie integriert« (Jaeggi 1997, S. 16).

Die folgenden Abschnitte dienen, dem Zitat von Eva Jaeggi folgend, dem Erwerb von Kleidung, Kopfbedeckung und Bedeutungswissen. Sie beziehen sich v. a. auf Theory A sowie Tools im vorherigen Integrationsmodell.

> Die moderne Verhaltenstherapie verfügt über ein breites Methodenspektrum, das Reinecker (1999) folgendermaßen unterteilt:
>
> **Konfrontations- und Bewältigungsverfahren**
> - Systematische Desensibilisierung
> - Konfrontation und Reaktionsverhinderung und deren Modifikationen (Flooding, Implosion, graduierte Konfrontation)
> - Training in Angstbewältigung
> - Training in Selbstsicherheit
>
> **Operante Methoden**
> - Methoden zum Aufbau von Verhalten
> - Strategien zum Abbau von Verhalten
> - Strategien zur Stabilisierung von Verhalten
> - Strategien des Kontingenzmanagements
>
> **Modelllernen**
> **Modelle kognitiver Therapien**
> - Verdeckte Verfahren
> - Ellis: Rational-Emotive Therapie
> - Kognitive Therapie nach A.T. Beck
> - Kognitive Verhaltenstherapie nach D. Meichenbaum
> - Problemlösen als kognitives Therapieverfahren
> - »Paradoxe« Interventionsansätze
>
> **Selbstkontrolle/Selbstregulation/Selbstmanagement**
> Für den integrativen Einsatz in tiefenpsychologisch fundierte Behandlungen wurden nach pragmatischen und Nützlichkeitserwägungen sieben Interventionsformen ausgewählt:
> 1. Arbeit mit dem SORK-Schema
> 2. Reizkonfrontations-Reaktionsverhinderungs-Verfahren
> 3. Systematische Desensibilisierung
> 4. Verhaltenstrainings
> 5. Sonstige Fertigkeitentrainings
> 6. Teufelskreis der Angst und dysfunktionale Gedanken
> 7. Tagebücher, Protokolle und Listen

Natürlich ist die oben dargestellte Aufteilung in gewisser Weise willkürlich. Die Methoden greifen ineinander und bauen zum Teil auch aufeinander auf. Aus didaktischen Gründen und um in der konkreten Anwendungssituation schnell Zugriff auf die gewünschte zu integrierende Methode zu haben, soll diese Aufteilung allerdings beibehalten werden.

Wie deutlich werden wird, beinhalten die verhaltenstherapeutischen Vorgehensweisen fast ausnahmslos psychoedukative Elemente. Die große Bedeutung der Psychoedukation in der Verhaltenstherapie führte in jüngster Zeit zu eigenen diesbezüglichen störungsspezifischen Konzepten (z.B. Bäuml & Pitschl-Walz 2002, Wagner & Bräuning 2003). In den zu den jeweiligen Anwendungskapiteln angegebenen Empfehlungen zum weiteren Literaturstudium sind die wichtigsten Psychoedukations-Manuale aufgeführt.

(Gerade bei den psychoedukativen Verfahrensbestandteilen ist, wie schon häufiger in dieser Arbeit betont, die Reflexion des Übertragungs-Gegenübertragungs-Geschehens von großer Wichtigkeit, da hier evtl. die sonst herrschende Beziehungsstruktur partiell verlassen wird! Dass Freud selbst aber der Psychoedukation sehr aufgeschlossen gegenüber stand, wird beim Studium seiner sämtlichen Behandlungsfälle schnell deutlich.)

14.4.1 Die gemeinsame Erarbeitung des SORK-Schemas

Verhaltenstherapie wurde zuvor als hoch transparentes Verfahren definiert. Dazu gehört die gemeinsame Erstellung des grundlegenden Gedankengebäudes, das sich der Verhaltenstherapeut zu dem konkreten Problem macht. Dies erfolgt im Allgemeinen durch die oft schriftliche Formulierung eines SORK-Schemas. Den Patienten wurde dazu zunächst im psychodynamischen Setting erklärt, dass es Symptome gibt, die ihre Aufrechterhaltungsschlaufen auch dann fortsetzen, wenn die zugrundeliegende Psychodynamik längst nicht mehr wirksam ist (vereinfachte Erläuterung der Autonomie des Ichs; s. Kap. 16.3). Dann wird das SORK-Schema als Erklärungshilfe abstrakt erläutert. In die im unteren Schema (Kopiervorlage) freigelassenen Kästchen werden dann, zunächst durchaus auch exemplarisch in der Therapiestunde, die für den Patienten spezifischen Parameter eingetragen. Die Patienten werden dann angehalten, dieses Schema für sich zu Hause oder unterwegs auszufüllen, wenn sich das Problemverhalten zeigt.

Die Aufzeichnungen des Patienten dienen im nächsten Gespräch zum einen der Aufarbeitung klassischer und operanter Konditionierung sowie der zugehörigen Schemata (sie vermitteln dadurch Einsicht in die bisher maximal vorbewusst ablaufenden autonomen Prozesse) und auch der Erarbeitung von Verhaltensalternativen (evtl. mit den in den nächsten Kapiteln dargestellten Methoden). Siegl & Reinecker (2003, S. 124) geben eine nützliche Zusammenstellung verhaltenstherapeutischer Methoden zur Beeinflussung jeder der im SORK-Schema aufgeführten Variablen:

- S-Variable: Konfrontations- und Bewältigungsverfahren (Veränderung der Stimulus-Qualität)
- O-Variable: Kognitive Ansätze, Veränderung von Prozessen und Strukturen (z. B. Pläne, Erwartungen, Schemata)
- R-Variable: Modelllernen im Sinne einer »direkten« Übernahme komplexer Verhaltensmuster
- C-Variable: Operante Verfahren (Veränderung von Kontingenzbedingungen)

14.4.2 Methoden zum Auf- oder Abbau von Verhaltenweisen

14.4.2.1 Systematische Desensibilisierung

In den 1950er-Jahren entwickelt Wolpe in Anlehnung zu der von ihm dargestellten künstlichen Hervorrufung neurotischer Störungen bei Katzen die Idee, dass mittels »antagonistischer Verfahren« eine konditionierte Verhaltenshemmung herbeigeführt werden kann. Das lerntheoretische Hauptprinzip ist das der Gegenkonditionierung. Einem Reiz (in der Therapie v. a. ein Angstgefühl) wird ein

14 Verhaltenstherapeutische Grundlagen und Methoden

Schema zur Arbeit an verselbstständigten Symptomen

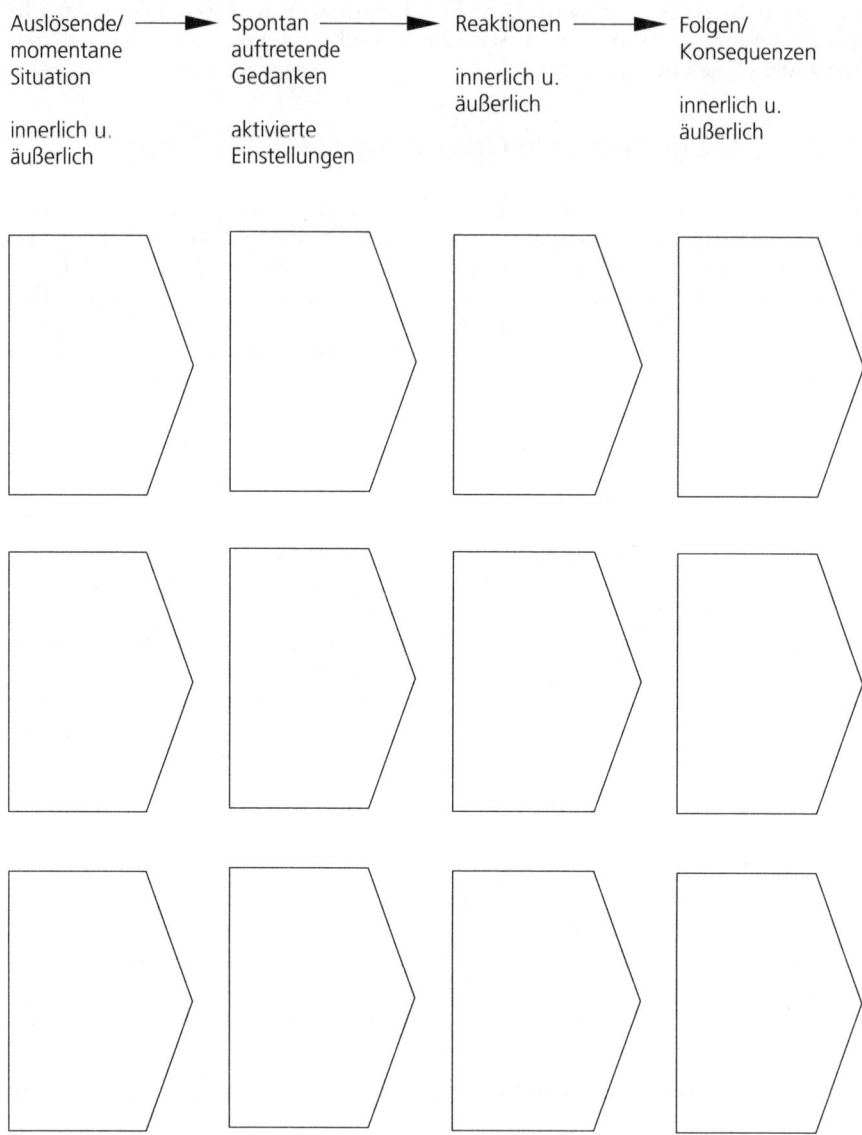

Bitte in die Pfeile die jeweils für Sie zutreffenden Inhalte eintragen! (eventuell zusätzliches Blatt benutzen)

Abb. 14.2: Schema zur Arbeit an verselbstständigten Symptomen

inkompatibler Reiz (in der Therapie v. a. ein Entspannungsverfahren) gleichzeitig entgegengesetzt.

Vorgehen

1. Schritt: Erläuterung des Verfahrens, Erklärung des Prinzips der Gegenkonditionierung (»Es ist nicht möglich, gleichzeitig ängstlich und entspannt zu sein«).
2. Schritt: Erlernen eines Entspannungstrainings (besonders geeignet ist wegen ihrer einfachen und kurzen Durchführung die progressive Muskelentspannung nach Jacobson, z. B. Bernstein & Borcovic 1982, es kann und soll aber auch auf die Vorerfahrungen des Patienten zurückgegriffen werden).
3. Schritt: Erstellen einer oder mehrerer hierarchischer Anordnungen der angstauslösenden Situation(en). Dazu kann eine SORK-Analyse, wie in Kap. •• beschrieben, als Ausgangspunkt genutzt werden. Wichtig ist eine kurze, prägnante Formulierung klar voneinander zu unterscheidender Angstitems (mit dem völlig unproblematischen Nullpol und dem 100er-Pol unerträglicher Angst).
4. Schritt: Die Patienten werden angeleitet, sich die jeweilige Situation genauestens und mit allen Sinnen vorzustellen und ihr dazugehöriges Gefühl (den Grad der Angst) wahrzunehmen. Das erste Auftreten von Angst soll der Patient signalisieren, worauf ca. 15 bis 30 Sekunden die Entspannung induziert wird. Dieses Procedere erfolgt so lange, bis das Item ohne Angst erlebt werden kann. Dann geht man weiter zum nächstschwierigeren Ausprägungsgrad.

Eine Desensibilisierungssitzung sollte nicht länger als 30 Minuten dauern. Maximal fünf Angstitems pro Sitzung können bearbeitet werden.

→ Neben dieser In-sensu-Desensibilisierung ist die gleiche Vorgehensweise auch im realen Leben anwendbar. Die Angstitems beziehen sich dann auf reale Situationen, in denen der Patient bei Angst die Entspannungsübung systematisch einsetzt.

Literatur

Linden, M. (2000): Systematische Desensibilisierung

14.4.2.2 Reizkonfrontations- und Reaktionsverhinderungsverfahren

Unter Reizkonfrontation und Reaktionsverhinderung verstehen wir hier ein therapeutisches Vorgehen, in dem sich Patienten mit unterschiedlichen Angst- und Zwangsstörungen den Situationen aussetzen, die diese Angst erzeugen und dann das einst folgende Vermeidungsverhalten einstellen. Das theoretische Wirkungsmodell ist das der Löschung durch das Erleben der tatsächlichen Ungefährlichkeit der angstauslösenden Situation, indem die Vermeidung (die negative Verstärkung) verhindert wird.

Das Verfahren ist in sensu (Therapeut trägt die Angstgeschichte plastisch vor) oder in vivo möglich, es gibt aber auch Zwischenstufen (z. B. Filmaufnahmen, siehe Literaturempfehlung im Kasten).

Anspannungskurve

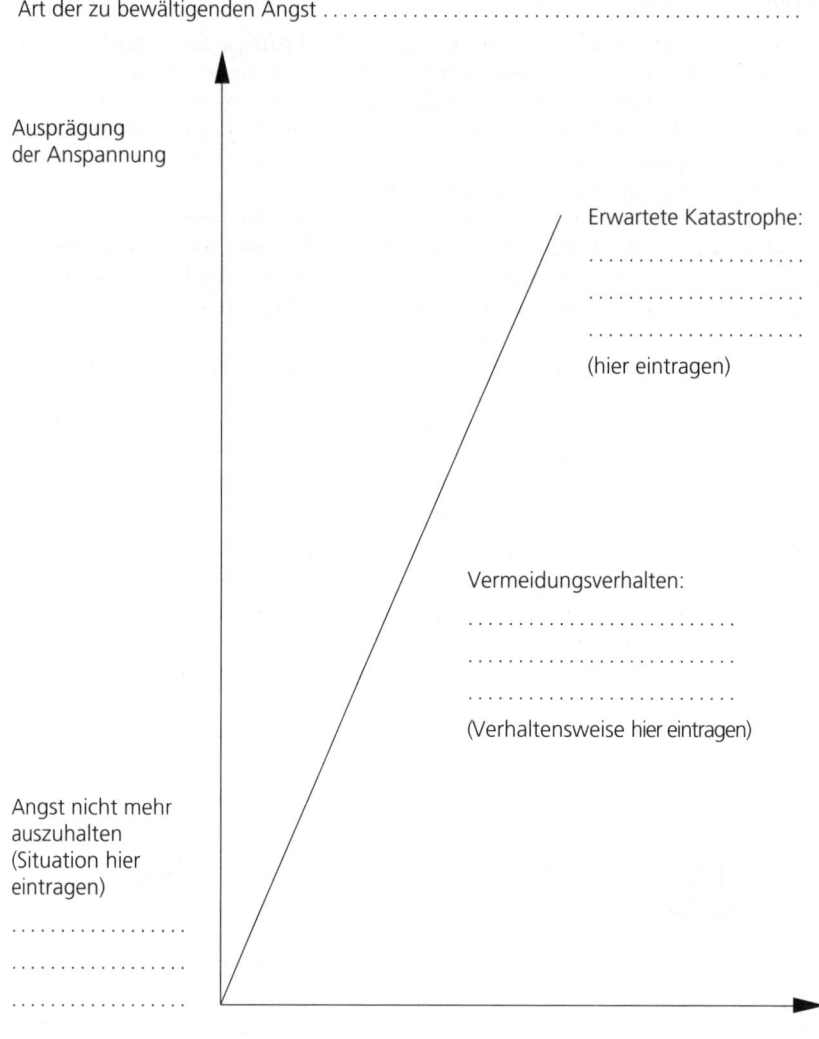

Wichtig: Bleiben Sie in der angstauslösenden Situation und unterlassen Sie jegliches Vermeidungsverhalten, bis die Anspannung von alleine abnimmt!

Abb. 14.3: Anspannungskurve)

14.4 Verhaltenstherapeutische Methoden

Vorgehen
Die Durchführung erfolgt dann, wenn erstens eine tragfähige therapeutische Beziehung erreicht ist und zweitens der Patient ein plausibles Modell über seine Störung und das therapeutische Vorgehen erlernt hat.
1. Schritt: Erläuterung des Verfahrens, Erklärung des Prinzips der negativen Verstärkung und der Löschung (»Es ist notwendig, die Vermeidung zu unterlassen, um die Ungefährlichkeit der Situation zu erkennen«).
2. Schritt: Erarbeitung eines Diagramms des Spannungsanstiegs und der Habituation durch Unterlassen der Vermeidung (s. Abb. 14.3).

Die Patienten bekommen ein »Anspannungskärtchen« (s. zuvor) mit, in das sie ihre individuelle Anspannungskurve, ihren bisherigen Grad der Spannungstoleranz und das darauf folgende Vermeidungsverhalten eintragen können und mit dessen Hilfe sie ihre Position in der Anspannungskurve bei der Konfrontationsübung einschätzen können. Wichtig ist es, mit den Patienten zusammen die Folge des Vermeidungsverhaltens einzutragen, die Tatsache nämlich, dass die Spannungskurve rasch abnimmt und negative Verstärkung auftritt. Sodann wird mit den Patienten der vermutete Verlauf der Konfrontationsübung eingezeichnet, der aus einem langsamen Abfallen der Spannungskurve (die zunächst durch die Konfrontationsübung auf ein hohes Niveau gestiegen ist) besteht (= Habituation).
3. Schritt: Konfrontationsübung. Im Gegensatz zur klassischen Verhaltenstherapie, bei der der Therapeut mit dem Patienten die Angstsituation meist direkt aufsucht, ist es in psychodynamischen Sitzungen wegen der dann entstehenden und kaum mehr kontrollierbaren Übertragungs-Gegenübertragungs-Verstrickung nicht ratsam, mit dem Patienten das Behandlungszimmer zu verlassen. Soll die Konfrontation also nicht nur in sensu erfolgen (wovon dringend abzuraten ist), müssen die Patienten genau instruiert werden, wie die Übung stattzufinden hat. Eventuell ist der Einbezug von Co-Therapeuten aus der sozialen Umgebung des Patienten angezeigt, die die Übung begleiten.

Die Patienten werden instruiert, dass die Konfrontationen am besten direkt und rasch in höchster Intensität, ohne den Rückgriff auf irgendwelche Bewältigungsverfahren stattzufinden hat. Möglich ist auch ein graduiertes Vorgehen, bei dem ein Reiz, der eine sehr starke Spannung auslöst, in aneinandergereihten Unterschritten angegangen wird.

> → Die wirksamste Methode ist das massierte Vorgehen in vivo (unmittelbare Konfrontation mit dem maximal angstauslösenden Reiz ohne Vermeidungsverhalten (= flooding/Reizüberflutung; z.B. Bartling u.a. 1980; zwischenzeitlich erfolgt in Minutenabständen die Einschätzung des Angstausprägungsgrades durch den Patienten).
> *Implosion* bezeichnet die Gabe der Angstsituationen in der Vorstellung in voller Intensität, z.T. ins Unrealistische übersteigert.

Eine Situation gilt als bewältigt, wenn die Angst mindestens auf ein unbedeutendes Maß abgefallen ist, ohne dass die Situation verlassen wurde. (Ende der Sitzung dann, wenn es dem Patienten gleichgültig ist, ob man sie beendet oder nicht).
In jüngster Zeit werden Verfahren der Reizkonfrontation auch erfolgreich bei Symptomen angewandt, die keine oder nur eine geringe motorische Verhaltenskomponente besitzen. Paradebeispiel hierfür ist die generalisierte Angststörung,

deren Leitsymptom, die Sorgen, einer Konfrontationstechnik unterzogen werden, die prinzipiell nach den zuvor dargestellten Mechanismen abläuft. Es geht um »ein zu Ende denken der Sorgen als einzig sinnvolle Strategie, zur langfristigen Verringerung der Sorgen« (Becker & Nündel 2003, S. 152).

Kontraindikationen der Konfrontationsverfahren sind ich-strukturell schwerer gestörte Patienten nahe an Psychosen bzw. mit psychotischer Symptomatik. Ebenfalls als Kontraindikation ist zu sehen, wenn die Erfolgswahrscheinlichkeit (die Durchhaltewahrscheinlichkeit) des Patienten als zu gering erachtet wird. Eine misslungene (= vorzeitig abgebrochene) Konfrontationsübung ist schlechter als gar keine, da sie wiederum die negative Verstärkung bestätigt.

Gute Darstellungen der Spezifika von Konfrontationsverfahren bei den unterschiedlichen Symptombildern finden sich in Nedeck & Wittchen 2005.

Aus gutem Grund scheuen psychodynamisch arbeitende Psychotherapeuten davor zurück, zusammen mit den Patienten – quasi innerhalb der Alltagssituation – die Konfrontationsübungen durchzuführen. Eine nicht mehr zu durchschauende Übertragungs- Gegenübertragungs-Verstrickung wäre wohl nicht selten die Folge. Dieses Verfahren sollte eine Domäne der Verhaltenstherapeuten bleiben. Neben der »Lösung« einer Konfrontationsübung in der Vorstellung (in sensu) ist es aber durchaus möglich und anzuraten, die Patienten zur selbständigen Durchführung der Übungen anzuhalten. Dazu dient das folgende Übungsblatt, das die Patienten in der Konfrontation dabei haben, bearbeiten und zur nächsten Stunde mitbringen (vgl. Abb. 14.4).

Literatur

Hoffmann (2004): Exposition bei Ängsten und Zwängen
Margraf, J., Schneider, S. (1990): Panik. Angstanfälle und ihre Behandlung
Neudeck, P., Wittchen, H.-P. (2005): Konfrontationstherapie bei psychischen Störungen.
Reinecker, H. (1993): Phobien
Reinecker, H. (1998): Zwänge

Zu folgenden Angstexpositionen liegen bereits *Expositionsvideos* vor:
Klaustrophobie, Höhenangst, Autofahren, Tierphobien, medizinische Untersuchungen, Flugangst

Patientenratgeber: Wittchen (2003): Wenn Angst krank macht
                     De Roemer (2000): Panik-Ratgeber

14.4.2.3 Verhaltenstrainings

Viele Patienten mit sogenannten »frühen Störungen« hatten im Verlauf ihres Lebens nie die Gelegenheit, Fertigkeiten zu erwerben, die für den Alltag, aber auch zu Bewältigung starker Stresssituationen notwendig sind. Eine psychodynamische Therapie schafft die Möglichkeiten, diese Fertigkeiten nun einsetzen zu können. Sind sie aber nie erworben worden, müssen sie erst erlernt werden.

In diesem Abschnitt sollen Verfahren aufgezeigt werden, wie mit systematischen Übungsschritten neue Verhaltensweisen aufgebaut werden können. Es sind dies Methoden des Sozial- und Fertigkeitentrainings.

Übungsblatt zur Durchführung einer Exposition in vivo

Name:.. Datum der Vereinbarung: ....

Beschreibung der Expositionsübung: ....
....
....
....
....

Vereinbartes Kriterium zur Beendigung der Übung:...
....
....

Durchführung vereinbart für (Datum):........................   allein   mit Begleitung

---

Expositionsprotokoll

Ort: ....Dauer der Übung von................. bis ....

Kurzdarstellung des Übungsverlaufs: ....
....
....
....
....

Protokoll des Anspannungsniveaus während der Exposition (0 = völlig entspannt bis 10 = totale Panik) in ungefähren 2-Minuten Schritten:

Minuten	2	4	6	8	10	12	14	16	18	20	22	24	26	28	30
Anspannungsniveau															

Minuten	32	34	36	38	40	42	44	46	48	50	52	54	56	58	60
Anspannungsniveau															

Vereinbartes Kriterium erreicht nach .... Minuten

Wie hoch ist Ihre Zufriedenheit mit dem Übungserfolg?

sehr hoch   hoch   mittel   gering   unzufrieden

Unterschriften:

....

Abb. 14.4: Übungsblatt zur Durchführung einer Exposition in vivo

14 Verhaltenstherapeutische Grundlagen und Methoden

a) Sozial- und Selbstsicherheitstrainings

Die hier angebotenen Übungen trainieren psychosoziale Alltagsfertigkeiten. Dazu gehört v. a. ein sicheres und den gesetzten Zielen entsprechendes Auftreten. Wie in den zuvor beschriebenen Verfahren, setzen auch die Sozial- und Selbstsicherheitstrainings auf ein direktes Erfahren zunächst als bedrohlich erlebter Situationen. Durch den vermehrten Erfolg in sozialen Alltagssituationen erfahren die Patienten auch einen Zugewinn an sozialen Verstärkern, was wiederum dem Selbstsicherheitsgefühl gut tut und depressiven Affekten gegensteuert. Wir werden also mit den Patienten konkrete Situationen auswählen, in denen sie, zunächst in spielerischer Wiese, bisher defizitäre Verhaltensweisen ausprobieren können. Diese Verfahren sind in der Verhaltenstherapie v. a. als Gruppenverfahren konzipiert, können in großen Teilen aber auch als Einzelverfahren eingesetzt werden.

Das Assertivitäts-Training von Ullrich & Ullrich de Muynck (1996) besteht u. a. aus einem Pool von 127 sozialen Situationen, die in Rollenspielen eingeübt (Video-Feedback) und anschließend unter realen Bedingungen umgesetzt werden sollen. Das Verfahren ist relativ stark standardisiert und setzt auf die grundsätzliche Wirksamkeit sozialer Verstärkung und die Bedeutsamkeit neu gelernter Lösungen: »Nicht die Probleme und Schwierigkeiten sind es, die krank machen, sondern die fehlenden Lösungsmöglichkeiten« (Ullrich & Ullrich de Muynck 1996, Bd. 1, S. 56.)

Die Übungen umfassen vier Themenbereiche sozialer Kompetenz:
1. Forderungen stellen
2. Neinsagen und Kritisieren
3. Herstellen von Kontakten
4. Sich öffentlicher Beachtung aussetzen und Fehler erlauben

Aus diesem Pool können konkrete Übungsvorschläge auch für die Einzeltherapiesituation gewonnen werden. Im Folgenden soll eine einfache Anwendungsform, die leicht in psychodynamische Settings zu integrieren ist, vorgestellt werden.

Vorgehen

1. Identifizierung der *konkreten* Situation, die zusätzliche Fertigkeiten benötigt; evtl. Erstellen einer Schwierigkeitshierarchie von verschiedenen Situationen.
2. Auswahl einer spielerischen Übung, die die zu übenden Fertigkeiten am ehesten enthält (s. unten).
3. Konkretes imaginieren der Übungsdurchführung in der therapeutischen Situation; evtl. Besprechung von Rollenspielen mit einer Vertrauensperson aus der sozialen Umwelt des Patienten (im Gegensatz zu verhaltenstherapeutischen Sitzungen sollte im psychodynamischen Setting kein Rollenspiel zwischen Therapeut und Patient angeboten werden).
4. Übungsdurchführung, evtl. mehrmals, und Nachbesprechung in der Therapiestunde.
5. Transfer der gelernten Fertigkeit auf die ursprüngliche Problemsituation.
6. Durchführung der Problemsituation, evtl. mehrmals, und Nachbesprechung in der Therapiestunde.

Übungsvorschläge (siehe auch Ullrich & Ullrich de Muynck 1996, Fehm & Wittchen 2004):
- In einen Laden gehen und nach Bedienung durch die Verkäuferin sich freundlich verabschieden und nichts kaufen.
- In der Bücherei nach Werken zu bestimmten Themen fragen und sich die Bücher schildern lassen.
- Sich freundlich an einer Warteschlange »vordrängeln«.
- In einem öffentlichen Raum laut mit dem Handy telefonieren.

→ Die besten Übungen sind diejenigen, die mit etwas Humor mit dem Patienten selbst entwickelt wurden!

Literatur

Hinsch, R., Wittmann, S. (2003): Soziale Kompetenz kann man lernen. Das Patientenbuch zum GSK
Hinsch, R., Pfingsten, U. (2000): Gruppentraining sozialer Kompetenz. Grundlagen, Durchführung, Behandlungsbeispiele
Ullrich, R., Ullrich de Muynck, R. (1998): ATP: Einübung von Selbstvertrauen
Patientenratgeber:
Fehm, M., Wittchen H.-U. (2004): Wenn Schüchternheit krank macht

b) Fertigkeitentrainings

Psychodynamische Therapeuten sehen sich oft hilflos den enormen Anwallungen an (Auto-)Destruktivität und an Störungen der Impulskontrolle bei Patienten mit schweren Borderline-Pathologien gegenüber (vgl. u. a. Moldzio u. a. 2002). Seitdem sich Verhaltenstherapeuten vermehrt der Behandlung von Menschen in seelischen Grenzzuständen zuwenden (z. B. Borderline-Patienten, schwer traumatisierte Patienten), entwickeln sie Ideen und Konzepte, diesen Patienten Möglichkeiten anzubieten, neue statt alte, (auto-)destruktive Verhaltensweisen zu erlernen und zu zeigen. An prominenter Stelle ist hier das sogenannte »skill-training« aus der dialektisch-behavioralen Therapie von Marsha Linehan (z. B. 1996a) zu nennen. »Ziel und Inhalt des Skilltrainings ist die Vermittlung, das Üben und das Generalisieren von spezifischen Fertigkeiten« (Bohus 2002, S. 74). Auch hier liegt wiederum ein Gruppenprogramm vor, das noch dazu als einzelnes Modul in einen umfassenden Behandlungsplan eingebettet ist. Trotzdem ist auch hier das Handbuch Linehans (1996b) eine unerschöpfliche Quelle an Einzeltechniken auch für die individuelle Therapie. Mit steigender zu bewältigender Anspannung werden zunächst Fertigkeiten zur Steigerung der inneren Achtsamkeit, dann Fertigkeiten zum bewussten Umgang mit Gefühlen und schließlich Fertigkeiten zur Steigerung der Stresstoleranz eingesetzt. Beispielhaft seien einige bewährte Techniken zur Toleranz starker innerer Anspannungszustände herausgegriffen, die den Patienten angeboten werden können. Sie können dann die Basis für einen individuell gepackten »Notfall-Koffer« darstellen.

14 Verhaltenstherapeutische Grundlagen und Methoden

> **Bewährte Techniken zur Toleranz starker Anspannungszustände**
>
> - Aktivitäten: Beschäftigung mit Übungen, Hobbys, Spiele, Anrufe, Sport, Arbeit
> - Unterstützen: Anderen helfen, Hilfe anbieten, eine Freude bereiten
> - Vergleichen: Beschäftigung mit dem Leiden anderer Menschen im Fernsehen, in der Zeitung etc.
> - Gefühle: Beschäftigung mit gefühlsinduzierenden Dingen (Musik, Filme, Witze, Bücher)
> - Beiseite schieben: Vorstellungsmauer vor die Gedanken bauen, Grübelunterbrechungen einüben
> - Gedanken: Vor der Aktion bis 10 zählen, die Farben eines Gemäldes, eines Baumes zählen, ein Puzzle machen, eine schwere Rechenaufgabe lösen
> - Körperempfindungen: Eiswürfel in der Hand halten, Igelball pressen, heiß Duschen, sehr laute Musik hören, Gummiband ans Handgelenk schnalzen lassen
>
> (u. a. aus Linehan 1996b)

Vor allem die Übungen zur Setzung alternativer Körperempfindungen geben den Patienten eine konkrete Hilfestellung zum Umgang mit den auch sie selbst äußerst beängstigenden Impulsen. Es empfiehlt sich, den Einsatz der Techniken genauestens zu besprechen und eventuell in einem Verhaltensvertrag schriftlich abzusichern. Dieser kann dem Patienten dann als Gedächtnisstütze (und Objektkonstanzhilfe; s. unten) dienen.

Besonders erwähnt, aber nicht eigens dargestellt, seien hier auch die sehr nützlichen von den psychodynamisch arbeitenden Traumatherapeuten angewandten Methoden (Reddemann 2004, Fischer 2003). Sie benötigen ebenfalls eine Übersetzungsarbeit, um reibungslos in ein psychodynamisches Behandlungssetting übernommen werden zu können, sind allerdings nicht den verhaltenstherapeutischen Methoden zuzurechnen, auch wenn sie in verschiedenen verhaltenstherapeutischen Ausbildungsinstituten bereits gelehrt werden.

Literatur

Bohus, M. (2002): Borderline-Störung
Linehan, M. (1996b): Trainingsmanual dialektisch behaviorale Therapie
Patientenratgeber:
Sender, I. (2000): Ratgeber Borderline-Syndrom

14.4.3 Kognitive verhaltenstherapeutische Verfahren

14.4.3.1 Allgemeines zur kognitiven Therapie

In der kognitiven Therapie lernen die Patienten vor allem dysfunktionale Situationsbewertungen und -einschätzungen zu erkennen und zu korrigieren.

Der kognitive Zweig der Verhaltenstherapie versteht psychische Störung als Folge von erworbenen (gelernten), Verzerrungen und Fehlern unterliegenden Denkvorgängen sowie Beurteilungs- und Bewertungsprozessen.

14.4 Verhaltenstherapeutische Methoden

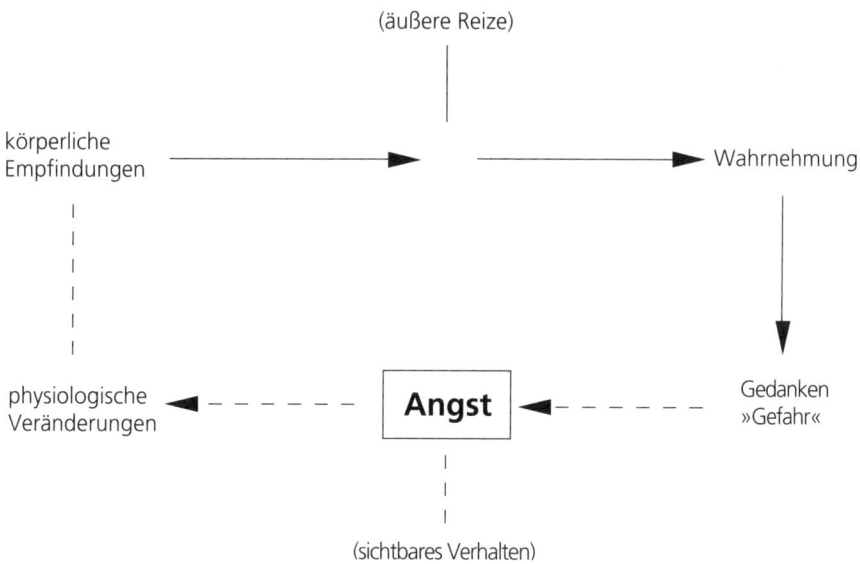

Abb. 14.5: Schema der Panikentstehung

Methoden, um dies zu erreichen, sind spezielle Formen der Gesprächsführung (»Sokratischer Dialog«, z. B. Stavemann 2003; zusammenfassend Hoyer u. a. 2003) sowie Verhaltensexperimente (s. unten).

> **Beispiel:** Die »negative kognitive Triade« der *Depression* besteht in der negativen Bewertung des Selbst (z. B. als unzulänglich, unfähig, hilflos), der Umwelt und der Zukunft. Diese negativen Bewertungen werden als dysfunktionale Kognitionen identifiziert und verändert (z. B. Beck u. a. 1998).

Die gemeinsame Annahme kognitiver Ansätze der *Angst*behandlung besagt, dass Angstanfälle durch positive Rückkopplung zwischen körperlichen Symptomen, deren Bewertungsassoziation mit Gefahr und der daraus resultierenden Angstreaktion entsteht (Margraf & Schneider 1990).

14.4.3.2 Verfahren

a) Die zyklische Angstkaskade

Die gemeinsame Erarbeitung des »Teufelskreises der Angst« (z. B. Margraf & Schneider 1990), der zyklisch ablaufenden Angstkaskade, ist v. a. bei panikartig verlaufenden Angstanfällen angezeigt. Sie hebt darauf ab, dem Patienten den Zusammenhang zwischen seinen wahrgenommenen physiologischen Körperempfindungen und den automatisierten Bewertungsprozessen (Gefahreneinschätzung und mangelnde Bewältigungskompetenz-Selbsteinschätzung) zu verdeutlichen. Da der Angstanfall meist mit Herzklopfen, Schwindel oder Ähnlichem beginnt, startet er auch die Panikkaskade:

Angstkaskade

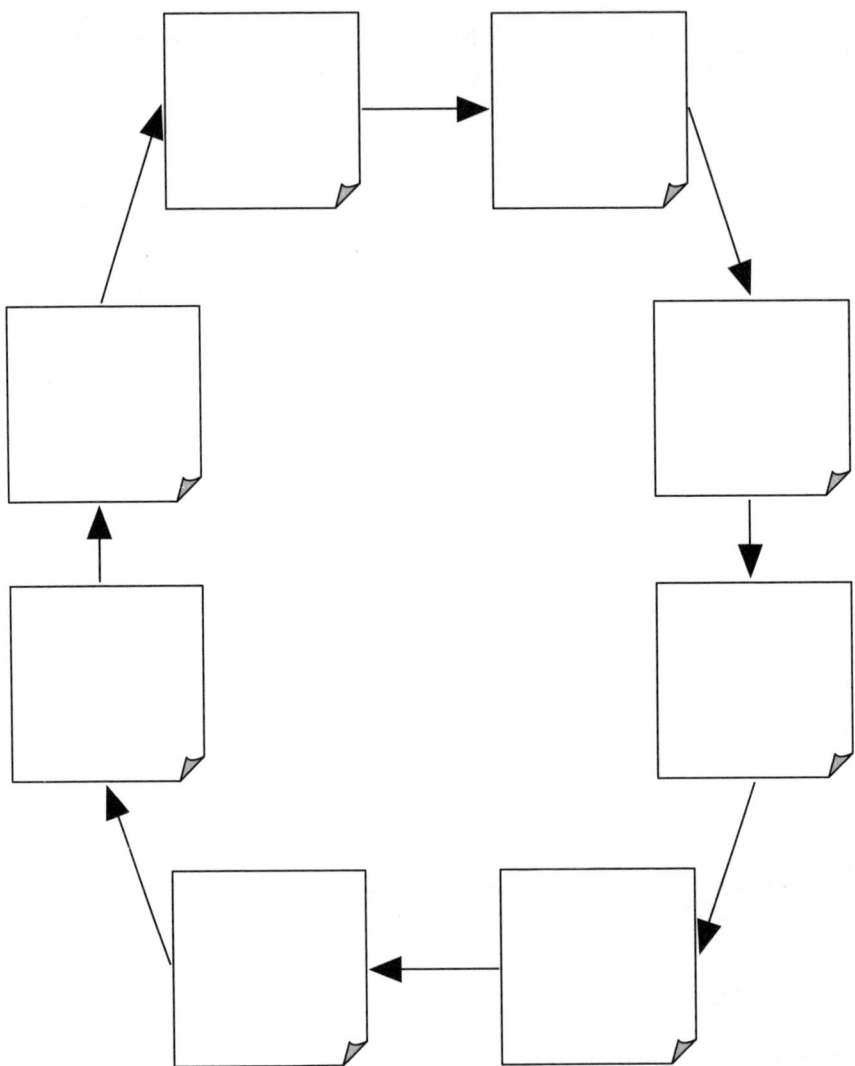

Tragen Sie in die Kästen im Uhrzeigersinn Ihre Körperwahrnehmungen, die darauffolgenden Gedanken, den Zeitpunkt des Auftretens der Angst und die darauf folgenden physiologischen Veränderungen ein, die Sie wahrnehmen!

Abb. 14.6: Angstkaskade

14.4 Verhaltenstherapeutische Methoden

»In der ersten Phase der Therapie geht es zunächst darum, den Patienten in der Beobachtung seiner Ängste zu schulen und ihm Informationen über Angst und Angstanfälle zu vermitteln. In dieser Phase wird der Patient angeleitet, den Teufelskreis der Angst zu entdecken. Hierunter wird ein Aufschaukelungsprozess verstanden, der zwischen der Wahrnehmung körperlicher Ereignisse (z. B. Schwitzen) und deren Bewertung als Gefahr (z. B. »Oh Gott, jetzt fängt es wieder an!«) und den darauffolgenden Angstreaktionen besteht (…) In der zweiten Phase geht es dann darum, die Fehlinterpretationen von körperlichen Symptomen (z. B. »mein Herzklopfen bedeutet eine Herzkrankheit«) zu bearbeiten und zu modifizieren« (Margraf & Fehm 1996, S. 275 f).

Der Prozess wird dem Patienten anhand eines Schaubildes verdeutlicht (s. Abb. 14.5).

Nach diesen Erläuterungen ist es nötig, einen individuellen Teufelskreis mit dem Patienten zu erstellen (Margraf & Schneider 1990). Dazu wird dem Patienten eine Schablone vorgelegt, in die er dann möglichst genau das für ihn zutreffende Szenario einträgt. (Im Gegensatz zu den Vorgaben von Margraf & Schneider, 1990, sei hier ein ausdifferenziertes Modell empfohlen, da sich viele Patienten in den vier Kategorien Wahrnehmung, Gedanke, Physiologie und körperliche Empfindung nicht ausreichend wiederfinden.)

Um die Ungefährlichkeit der Körperwahrnehmungen zu untermauern, sind nicht selten direkte Erfahrungen angebracht. Munsch u. a. (2003, S. 237) schlagen die in Tab. 14.1 aufgeführten Verhaltensexperimente zu den einzelnen Symptombildern vor.

Tab. 14.1: Verhaltensexperimente nach Munsch u. a. 2003

Angstauslösender Reiz	Verhaltensexperiment
Herzklopfen, Herzrasen	– Übungen zur körperlichen Belastung: Treppensteigen, Kniebeugen, Laufen – Konfrontation mit dem eigenen EKG – Koffeinkonsum
Atemnot, Atembeschwerden	– Hyperventilation – Aufforderung, Atem willentlich zu stoppen
Schwindel	– auf der Stelle oder auf Drehstuhl drehen

Verhaltensexperimente sollen also den Patienten durch konkretes Erleben von der Unrichtigkeit der fraglichen Kognitionen überzeugen. Auch im psychodynamischen Setting können dem Patienten Anregungen gegeben werden, sich selbst das Gegenteil des zunächst Geglaubten zu beweisen.

Literatur

Patientenratgeber:
Wittchen, H.-U. (1995): Hexal Ratgeber Angst
Wittchen, H.-U. (2003): Wenn Angst krank macht

b) Die Arbeit an dysfunktionalen Gedanken

Die Erarbeitung des »Teufelskreises der Angst« kann als Spezialfall der Arbeit an dysfunktionalen Gedanken oder Fehlinterpretationen gelten.
Logische Brüche, Generalisierungen und Übertreibungen, dichotomes »Entweder-oder-Denken« oder Katastrophisierungen, dies alles sind kognitive Muster, die in vielen Krankheitsbildern auftreten und eine selbstverstärkende Dynamik einnehmen können. Die kognitiven Therapeuten schlagen für diese Fälle ein systematisches Bearbeiten und Widerlegen dieser Gedankengänge vor (z. B. Hautzinger 2000, Hoyer u. a. 2003). Die dazu angewandten Schemata enthalten folgende Elemente:

- Erkennen und Benennen der kognitiven Dysfunktion
- Einschätzung des Grades, der Richtigkeit durch den Patienten (0 % bis 100 %)
- Sammeln aller Daten, die für diese sprechen
- Sammeln aller Daten, die gegen diese sprechen
- Erarbeitung alternativer Erklärungsmuster
- Beweissammlung gegen diese alternative Erklärung
- Beweissammlung für die alternative Erklärung
- Nochmalige Einschätzung der Richtigkeit der ursprünglichen Dysfunktion
- Einschätzung der Richtigkeit der alternativen Erklärung

Auch hier können konkrete Verhaltensexperimente die Überzeugungseinschätzungs-Korrektur unterstützen.

c) Tagebücher, Protokolle, Verträge, Listen

Tages- bzw. Wochenprotokolle sind ursprünglich eine Methode der Verhaltensanalyse. *Ziel* dieser Instrumente ist 1. *die Erfassung von Aktivitäten, Gedanken und Stimmungen* im Tages- und Wochenverlauf, 2. *deren Bearbeitung* sowie auch 3. *die Planung von Aktivitäten* (Aktivitätsaufbau).

Beispiele:
- Angsttagebuch
- Tagesprotokoll negativer (automatischer) Gedanken
- Schlafprotokoll
- Kopfschmerzprotokoll
- Essprotokoll

Was genau zu protokollieren ist, wird jeweils durch die Ausgangslage und die Therapieziele definiert.

Symptomprotokolle fragen lediglich das Auftreten und die Intensität einer definierten Symptomatik (Schmerzintensität, Angstintensität etc.) anhand einer Zeitachse ab. Meist sind sie kombiniert mit einer Einschätzungsskala (z. B. 0 bis 10; 0 bedeutet keinerlei Angst, 10 unerträgliche Angst).

Die **Tagesprotokolle** sind in ihrer Komplexität erweiterbar. Die einfachste Technik, die »Dreispalten-Technik« (für Depression vgl. z. B. Hautzinger 1996) besteht im Allgemeinen aus einer Spalte »Aktuelle Situation«, einer zweiten Spalte »in dieser Situation aktuelle Gefühle« und einer dritten Spalte »dazugehörige aktuelle Gedanken«. Eventuell kann als viertes Element eine Zeitleiste eingebaut werden, die den Tag z. B. in Einheiten von ein oder zwei Stunden unterteilt. Diese drei Spalten können sukzessive erweitert werden (z. B. für Essstörungen; Fichten 2003,

14.4 Verhaltenstherapeutische Methoden

Fairburn 2004). Als vierte Spalte empfiehlt sich z. B. der Eintrag von in der Therapie besprochenen alternativen Gedanken oder auch alternativ möglichen Verhaltensweisen.

Besondere Bedeutung haben hierbei – v. a. in der Depressionsbehandlung – die an vierter Stelle beschriebenen »Listen positiver Aktivitäten« gewonnen. Wenn auch hier individuell gestaltete Listen sinnvoller sind, so dienen die vorgefertigten Aktivitätenreihen aber doch der Anregung der Phantasie der Patienten. Als Beispiel seien in Tab. 14.2 einige Auszüge aus der »Liste angenehmer Aktivitäten« von Hautzinger (2000, S. 114 ff) aufgeführt, der immerhin 280 potentiell angenehme Tätigkeiten auflistet.

Eine fünfte Spalte könnte dann das Ergebnis dieser veränderten Kognitionen/Verhaltensweisen abfragen.

Tab. 14.2: Liste angenehmer Aktivitäten

• Ins Grüne fahren	• Briefe oder Karten schreiben
• An einer Gruppenreise teilnehmen	• Ein Nickerchen machen
• Teure oder exklusive Kleidung tragen	• Partyspiele spielen
• Die Sterne oder den Mond betrachten	• Make-up auflegen, sein Haar richten
• Für einen guten Zweck spenden	• Barfuß laufen
• Tabak rauchen	• Massiert werden
• Zu einem Pop-Konzert gehen	• Leute beobachten
• Verschiedene Dinge sammeln	• Etwas trinken
• Federball spielen	• Ausschlafen
• Nähen	• Witze anhören
• Die Bibel oder andere religiöse Schriften lesen	• Ein Feuer anzünden
• Einen Sparziergang machen	• Tagebuch schreiben
• Zimmer oder Haus auf- oder umräumen	• Diskutieren
• Über andere Leute reden	• Essen kochen
• Eine Dusche nehmen	• Eigensinnig sein
• Leuten zulächeln	• Freunde besuchen
• Lange Strecken fahren	• Beten
• Um Hilfe oder Rat bitten	• Sexuelle Beziehungen haben
• Ein Musikinstrument spielen	• Telefongespräche führen

→ Die verhaltenstheoretische Grundlage der Anwendung dieser Listen ist das Verstärkerprinzip. Betrachtet man die Items aber psychodynamisch, so werden andere Wirksamkeitsmuster deutlich. Der Effekt eines Items, wie »Für einen guten Zweck spenden«, könnte dann entweder in der Befriedigung strenger Über-Ich Ansprüche und dem Abtragen von Schuld oder auch in der narzisstischen Selbsterhöhung durch grandios erlebte Großzügigkeit liegen. Psychodynamisch ausgebildete Therapeuten können sich diese theoretischen Hintergründe nutzbar machen, etwa um eine spezielle »Liste angenehmer Aktivitäten« genau für den jeweiligen Patienten zusammenzustellen.

Tagebücher (z. B. die Aufgabe, ein Therapietagebuch zu führen) beinhalten meist keine klare Strukturierung, haben aber ebenfalls den Vorteil, dass der Patient sich auch außerhalb der therapeutischen Situation diese in Erinnerung ruft und die Therapie auch im Alltag fortgesetzt wird (Objektkonstanzstärkung). In Tagebücher können gut *Zielerreichungs-Einschätzungen* integriert werden. Dabei wird ein zu Beginn des therapeutischen Arbeitens formuliertes Therapieziel als Endpunkt einer Skala von 0 bis 100 gesetzt und der Patient hat den Auftrag, nach jeder Woche neu einzuschätzen, wie nahe er sich diesem Ziel glaubt.

Verhaltensverträge (z. B. zum Einsatz von Fertigkeiten, zum Verhalten in Notsituationen oder zum bestimmten Symptomverhalten, z. B. Essverhalten, Suchtverhalten) sind von jeher auch Bestandteile psychodynamischen Arbeitens gewesen. Verhaltenstherapeuten haben allerdings festgestellt, dass der strukturiertere Gebrauch dieser Therapietechnik eine höhere Effektivität bedeutet. Verträge sollten daher durchaus auch schriftlich formuliert werden und möglichst prägnant (nicht länger als eine halbe Seite) die Pflichten des Patienten *und* die des Therapeuten enthalten sowie exakt die Konsequenzen, die sich aus dem Nicht-Einhalten des Vertrages ergeben. Die Konsequenzen müssen so formuliert sein, dass sie realistisch und rasch realisierbar sind.

Symptomkärtchen dienen der Anwendung in der Therapie erarbeiteter kognitiver Einsichten und emotionaler Prozesse in der akuten Situation des Symptomeintritts. Sie werden mit dem Patienten individuell erarbeitet oder liegen bereits vorgefertigt vor. Als Beispiel seien einige »Merksätze« des Symptomkärtchens für generalisierte Angst (Wittchen u. a. ohne Jahresangabe) aufgeführt:

- Angstgefühle, Sorgen und dabei auftretende körperliche Symptome sind nur verstärkte, aber normale Stressreaktionen
- Angst-, Stressreaktionen und Sorgen an sich sind nicht schädlich für die Gesundheit
- Verstärken Sie Angstreaktionen nicht durch furchterregende Phantasievorstellungen
- Bleiben Sie in der Realität und aktiv, beschäftigen Sie sich körperlich!
- Unterbrechen Sie selbst die Sorgen durch einen genauen Tagesplan

Auch *suizidale Krisen* können in diesem Sinne als Symptom aufgefasst werden. Es empfiehlt sich dann, die Kärtchen zu teilen in
1. Merksätze über die therapeutische Beziehung (z. B. »Bei einem Suizidversuch hätte ich ein schlechtes Gewissen gegenüber meinem Therapeuten«) und in
2. Merksätze über das eigentliche Symptommanagement (»Bei suizidalen Gedanken rufe ich meine beste Freundin an«).

Die Symptomkärtchen (s. Abb. 14.7) erhalten die Patienten zum selbstständigen »Symptommanagement«. Sie sollen diese wenn möglich immer bei sich tragen und beim Aufkommen eines akuten Symptoms herausholen (auch die zuvor dargestellte Anspannungskurve oder die entwickelten Fertigkeiten können in Gestalt eines Symptomkärtchens mitgegeben werden).

Da eine der Funktionen des Kärtchens auch die Förderung von Objektkonstanz ist (s. unten), dient die Unterschrift des Therapeuten auch der Unterstützung von Internalisierungsprozessen.

> **Einschub: Therapeutische Hausaufgaben**
>
> Die Arbeit mit therapeutischen Hausaufgaben ist schulenübergreifend gängig. In einer Untersuchung von Fehm & Fehm-Wolfsdorf (2001) gaben 100 % der Verhaltenstherapeuten, aber immerhin mehr als 96 % der tiefenpsychologisch tätigen Kollegen an, in mehr als einem Viertel der Behandlungen Hausaufgaben zu geben. Die Tatsache, dass sich diese Therapietechnik großer Beliebtheit erfreut, hat in die psychodynamische Literatur keinen Eingang gefunden und wird wohl mehr unsystematisch angewandt. Neben den verhaltenstherapeutischen Implikationen von Hausaufgaben (Übungseffekt, Generalisierungshilfe, Selbstmanagement-Hilfe etc.) sind zwei entscheidende Faktoren zu betrachten, bevor Hausaufgaben in einem psychodynamischen Setting angewandt werden:
>
> 1. Therapeutische Hausaufgaben bedeuten immer einen direkten Eingriff in das konstellierte Übertragungs-Gegenübertragungs-Szenario und müssen daher gut reflektiert sein.
>
> 2. Therapeutische Hausaufgaben bedeuten meistens einen direkten Eingriff in das Familiensystem des Patienten (oder sonstige Systeme, je nach Art der Hausaufgabe). Dies ist bei manchen Hausaufgaben direkt intendiert (z. B. in der Sexual- und/oder Paartherapie), manchmal aber auch nur implizites Begleitprodukt.
>
> Wie andere primär verhaltenstherapeutische Techniken auch, müssen Hausaufgaben bezüglich dieser beiden Faktoren einen Kosten-Nutzen-Vergleich bestehen.

Literatur

Wendland, W. (2002): Therapeutische Hausaufgaben

14 Verhaltenstherapeutische Grundlagen und Methoden

Symptomkärtchen für Herrn/Frau

....

Aktuell auftretendes Symptom:

....

Merksätze zum Umgang mit dem Symptom:

1.
....
....

2.
....
....

3.
....
....

4.
....
....

5.
....
....

Stempel und Unterschrift des/der Therapeuten/Therapeutin

Abb. 14.7: Symptomkärtchen/Symptommanagement

15 Verhaltenstherapeutische Behandlungsmanuale: Auswahl und Umgang

Die Verhaltenstherapie unterscheidet sich von anderen Therapieverfahren hinsichtlich ihrer Praxis v. a. durch die Entwicklung und Verwendung evaluierter und standardisierter und störungsspezifischer Behandlungsanweisungen. Ergänzend zu den im vorliegenden Band zusammengestellten verhaltentherapeutischen Verfahren ist es natürlich möglich, sich aus den Manualen einzelne Techniken und Methoden herauszusuchen, sie zu übersetzen und dann zu integrieren. Zu diesem Zweck seien zu den wichtigsten Störungsbildern hier die bedeutsamsten Behandlungsmanuale zusammengestellt:

Wichtige Behandlungsmanuale verschiedener Störungsbilder

Zwangsstörungen
- Lakatos & Reinecker (1999)

Angststörungen
- Becker & Margraf (2002) (generalisierte Angststörung)
- Stangier u. a. (2003) (soziale Phobie)
- Schmidt-Traub (2000) (Panikstörung und Agoraphobie)

Depressionen
- Hautzinger u. a. (1994)

Manisch-depressive Störungen
- Meyer & Hautzinger (2004)

Essstörungen
- Jacobi u. a. (2000)

Die Evaluation dieser Programme ist oft fraglich bezüglich ihrer Validität und bezieht sich meist nur auf die Anwendung des gesamten Manuals (zur Problematik der Manualtreue vgl. z. B. Schulte 2001). Auch Verhaltenstherapeuten nutzen diese Manuale in der Praxis meistens selektiv:

> »Die Praktikerin, die nicht im wissenschaftlichen Bereich tätig ist, gewinnt aus den kontinuierlich optimierten Behandlungskonzepten ein spezifisches Wissen über die jeweilige Störung und die bewährten therapeutischen Strategien, ohne dass sie sich an die zeitlichen und inhaltlichen Vorgaben streng halten muss. Gerade im Blick auf die oftmalige Komorbidität von Störungen wird deutlich, dass das therapeutische Vorgehen an die individuellen Erfordernisse des Einzelfalls anzupassen ist. Mit wachsender klinischer Erfahrung können dann auch geeignet erscheinende Teile aus verschiedenen Konzepten entnommen und kombiniert werden« (Parfy 2003, S. 144 f).

Alle diese Manuale enthalten für unser Integrationsvorhaben nützliche Bestandteile, die eben, nach Nutzung des hier vorgestellten Übersetzungsmanuals, auch mit psychodynamischen Therapien »kombiniert werden« können.

16 Integration in der ambulanten Psychotherapie: Eigentlich darf es nicht sein

16.1 Allgemeines zur ambulanten Psychotherapie

Tiefenpsychologisch fundierte Psychotherapie und analytische Psychotherapie dominieren zahlenmäßig nach wie vor die ambulante psychotherapeutische Versorgung. Nach Angaben der Kassenärztlichen Vereinigung waren im Jahr 2002 rund 6284 ärztliche und psychologische Verhaltenstherapeuten an der vertragsärztlichen Versorgung beteiligt. Dem standen 9374 tiefenpsychologisch und/oder analytisch arbeitende Kollegen gegenüber.

Beide Verfahren sind seit 1967 von den Kassen anerkannt im Rahmen der so genannten Richtlinienpsychotherapie (vom Bundesausschuss der Ärzte und Krankenkassen verfassten »Richtlinien über die Durchführung der Psychotherapie«). Erst 1987 kam als drittes Verfahren die Verhaltenstherapie hinzu. Trotzdem verblieben die »Richtlinien« stark in einem psychoanalytisch inspirierten Denkmuster und die beiden großen therapeutischen Richtungen Psychodynamik versus Verhaltenstherapie blieben säuberlichst getrennt. Folgerichtig stellen die Richtlinien kategorisch fest:

> »Psychoanalytisch begründete Verfahren und Verhaltenstherapie sind nicht kombinierbar, weil die Kombination der Verfahren zu einer Verfremdung der methodenbezogenen Eigengesetzlichkeiten des therapeutischen Prozesses führen kann« (Richtlinien BI.2. in Faber u. a. 1999, S. 110).

Bezüglich der psychodynamischen Therapien wird explizit formuliert:

> »Zur Sicherung ihrer psychodynamischen Wirksamkeit sind bei diesen Verfahren (den psychodynamischen Anm. d. Verf.) suggestive und übende Techniken auch als Kombinationsbehandlung ausgeschlossen« (Richtlinien BI. 1. in Faber u. a. 1999, S. 109).

Schon viel wurde zur fraglichen wissenschaftlichen Aktualität der Psychotherapierichtlinien geschrieben (vgl. z. B. Eckert 1999). Obige Anforderung gehört zweifelsfrei in diese Rubrik, selbst wenn man nicht, wie in der vorliegenden Arbeit, ein direkt integratives sondern eventuell ein die Methoden kombinierendes Vorgehen präferiert (welcher Psychoanalytiker kennt nicht den Patienten, der von einem Selbstsicherheitstraining, durchgeführt von einem kompetenten Verhaltenstherapeuten, parallel zu einer lege artis verlaufenden analytischen Psychotherapie Nutzen ziehen könnte). Die in dieser Arbeit vorgeschlagene Integrationsarbeit umgeht zumindest den ersten Vorbehalt der zuvor angeführten Richtlinien. Integrative Arbeit wird hier nämlich nicht als Kombinationsbehandlung konzeptionalisiert. Durch die vorgeschlagene Übersetzungsleistung bleibt der Therapeut innerhalb seines Verfahrens. Deutlich ist allerdings, dass die zuvor aufgeführten Trainings und Verhaltensübungen dem zweiten Einwand der Richtlinien BI.1. (zumindest zum gegenwärtigen Zeitpunkt) widersprechen.

Reimer & Rüger (2002) formulieren bereits modern in ihrem Lehrbuch, psychodynamische orientierte Verfahren hätten neben psychoanalytischen auch andere konzeptionelle Grundlagen (z. B. lerntheoretische, transaktionale), sie folgen damit nicht mehr ausschließlich psychodynamischen Konzepten (ebd., S. 4).

Auch Wöller & Kruse (2001) »plädieren ausdrücklich für eine Offenheit (der tiefenpsychologisch arbeitenden Therapeuten, Anm. d. Verf.) gegenüber anderen therapeutischen Schulrichtungen und für die Nutzung und Adaption geeigneter Interventionstechniken nicht-psychodynamischer Provenienz, sofern ein psychodynamisches Grundverständnis (…) gewahrt bleibt. Bei einzelnen Störungsbildern halten wir verhaltenstherapeutische Elemente geradezu für unverzichtbar.«

So versteht sich dieses Buch auch als Anstoß, über eine Neuformulierung der Richtlinien gerade in diesem Punkt nachzudenken und somit sowohl der tatsächlichen Situation in den Behandlungszimmern als auch der theoretischen Entwicklung des Faches Rechnung zu tragen.

16.2   Indikation zur Integration

Das Problem der Integration ist kein individuelles von Therapeuten, es hat erhebliche soziale Hintergründe. Schon 1971 stellt Fürstenau fest: »Die psychotherapeutischen Schulen und Richtungen sehen sich einem gesellschaftlichen Zwang zur kritischen Auflösung etwaiger bisher unreflektiert bestehender Bindung an eine Behandlungstradition ausgesetzt, wenn sie in der veränderten Lage überleben wollen« (S. 42). Auf die »gesellschaftlichen Zwänge« kann hier nicht explizit eingegangen werden, obwohl auch sie eine eigene Abhandlung verdienen würden und die momentane »gesellschaftliche Unterlegenheit« (oder ist es nur eine sozial-ökonomische?) psychodynamischer Therapie beleuchten könnten. Psychodynamische Therapie widersetzt sich dem Zeitgeist der (Gesundheits-)Ökonomisierung unserer individuellen Lebenswelten, die auch für den Umgang mit seelischen Problemen ein »Schneller, Effektiver, Billiger!« fordert und psychoanalytische »Tugenden« wie »Aushalten«, »Sinnerkennung« und »Wachstum« gerne endgültig aus dem Gesundheitssystem verbannen würde. Dies zu betonen und sich von diesen, den Menschen in seiner Ganzheit außer Acht lassenden Tendenzen abzugrenzen, ist an dieser Stelle deshalb notwendig, da die Integration gerade verhaltenstherapeutischer Methoden, die ja den Ruf genießen, schneller, effektiver und billiger zu sein, sonst leicht in die Nähe gesundheitsökonomischer Dienstbarkeit rücken könnte. Es mag durchaus sein: Eine gute Integrationsarbeit kann eine Therapie unter Umständen effektiver und kürzer werden lassen. Die Indikation für ein solches Vorgehen sollte aber immer im Patienten und in der Interaktion zwischen Patient und Therapeut gesucht werden und nicht in der Aussicht auf eine etwaige »Verbilligung«.

Wann denkt man in der psychotherapeutischen Praxis nun aber konkret und subjektorientiert an die Erweiterung seines Repertoires um die Methoden anderer Therapierichtungen?

Zunächst einmal ist die Frage nach der Indikation die Frage nach dem richtigen *Zeitpunkt* für die Einführung eines verhaltenstherapeutischen Elements im therapeutischen Prozess:

> »Ein störungsspezifisches Vorgehen sollte sich unserer Meinung nach nicht nur auf eine nosologische oder syndromal definierte Störung beziehen, sondern auch auf den spezifischen Moment in einem therapeutischen Prozess, in dem sich der Patient befindet, d.h. auf die zu einer bestimmten Therapiezeit relevanten Störung« (Stadtmüller u.a. 2001, S. 112).

Dieser Aspekt ist bei den folgenden Abschnitten mitzubedenken, um nicht einer »Hinwendung zu behandlungstechnischen, objektiven, allgemein anwendbaren Regeln und Methoden anstelle subjektiven, individuellen und prozeßorientierten Handlungsstrategien« (Wirsching 1998, S. 182) das Wort zu reden.

16.2.1 Verhaltenstherapie »vorschalten«

Bei manchen Patienten ist, um diese überhaupt zu einer psychodynamischen Psychotherapie zu befähigen, eine rasche Symptomlinderung durch Verhaltenstherapie oder Pharmazeutika nötig, da sonst die Gefahr bestehen würde, dass sie z. B. wegen zunehmender phobischer Tendenzen nicht mehr in die Praxis des psychodynamisch arbeitenden Kollegen kommen könnten. Die vorgeschaltete Verhaltenstherapie könnte durchaus von einem anderen Kollegen durchgeführt werden. Die tatsächliche Situation auf dem Versorgungssektor »Psychotherapie« macht aber deutlich, dass lange Wartezeiten auf einen Therapieplatz keine Seltenheit sind und oft gerade diejenige Therapierichtung, die vorzuschalten wäre, nicht verfügbar ist (vgl. Kap. 1.3.2). In eine ähnliche Richtung ginge das zuvor bereits kritisch angedeutete *»Beschleunigungsargument«*, dass nämlich die Hereinnahme von Verhaltenstherapie-Elementen die Behandlungsdauer verkürzen könne (ohne darauf eingehen zu wollen, ob dies außer ökonomischen Faktoren einen »Wert an sich« darstellen könnte).

16.2.2 Verhaltenstherapie ist primär indiziert

Der Versorgungsnotstand in der ambulanten Psychotherapie ist vielerorts groß. Patienten werden zugewiesen oder kommen auf eigene Initiative, nehmen oft schon bis zu den probaten Sitzungen hohe Wartezeiten in Kauf. Nach fünf Vorgesprächen mag sich dann herausstellen: Diese Patientin wäre wohl bei einem Verhaltenstherapeuten besser aufgehoben.
(= sog. *»relative Indikation«* zu einer psychodynamischen Therapie; zur differentiellen Indikationsstellung vgl. Vogel 2002). Die aus Verfügbarkeitsgründen nun anstehende erneute Wartezeit kann aber dem Patienten nicht noch einmal zugemutet werden. Manchmal würde in einem solchen Fall eine drastische Verschlechterung oder eine Psychiatrie-Einweisung die Folge sein.

16.2.3 Diagnose und forschungsgeleitete Überlegungen

Da nachgewiesenermaßen verhaltenstherapeutische Strategien bei bestimmten Krankheitsbildern was die Symptomlinderung betrifft hochwirksam sind, werden sie in den Behandlungsablauf integriert, d. h. es wird sich an dem Mainstream der Psychotherapieforschung entsprechend gestalteten Outcome-Studien oder Vergleichsstudien orientiert.

16.2.4 Mangelnder Therapiefortschritt

Die Psychotherapieforschung geht davon aus, dass zwischen 5 und 10 Prozent der sich in Therapie befindlichen Patienten einer Verschlechterung Ihres Zustandes er-

fahren, 15 bis 25 Prozent der Patienten dagegen unverändert bleiben (Lutz u. a. 2004).
Der mangelnde Fortschritt in unseren Behandlungen ist wohl die häufigste Ursache, warum wir über unseren Tellerrand hinausblicken. Und wie C. G. Jung uns mitteilt, ist das auch gut so:

> »In meiner beinahe dreißigjährigen psychotherapeutischen Praxis habe ich mir eine beträchtliche Sammlung von Misserfolgen zugelegt, die mir eindrücklicher waren als meine Erfolge. Erfolge in der Psychotherapie kann jedermann haben, angefangen mit dem primitiven Medizinmann und dem Gesundbeter. Aus Erfolgen lernt der Psychotherapeut wenig oder nichts, denn sie bestätigen ihn hauptsächlich in seinen Irrtümern. Misserfolge dagegen sind außerordentlich kostbare Erfahrungen; denn in ihnen tut sich nicht nur der Weg zu einer besseren Wahrheit auf, sondern sie zwingen uns auch zur Veränderung unserer Auffassung und Methode« (Jung 1929, GW. Bd. 16, S. 50).

Stockungen im therapeutischen Fortschritt oder gar negative therapeutische Reaktionen (die von der Psychotherapieforschung bei *allen* bisher untersuchten Methoden in mehr oder weniger geringem Prozentsatz gefunden wurden und unter dem Stichwort der »Varianzerweiterung« firmieren (– durch die Therapie geht es vielen besser, manchen gleich und einigen schlechter –), zwingen zu einem Überdenken der Therapiestrategie.

16.2.5 Symptomerhalt trotz »erfolgreicher Therapie«

Psychodynamische Behandlungsansätze formulieren als ihr primäres Ziel nicht die Symptomeliminierung. Sie ist vielmehr erwünschtes »Nebenprodukt« der Arbeit am Konflikt oder der (Ich-)Struktur. Bleibt eine Symptomatik trotz derart erfolgreicher Arbeit aufrecht, so ist von sich selbstständig gemachten aufrechterhaltenden Mechanismen im Sinne der Lerntheorien auszugehen (vgl. unten »Die Autonomie des Ich«). Um hier direkt anzugreifen, sind verhaltenstherapeutische Methoden geradezu prädestiniert.

16.2.6 Theoretische Überlegungen

Bereits bei den anfänglichen Überlegungen zur Psychodynamik kann sich herausstellen, dass der Patient zusätzlich etwas anderes braucht, als ihm die standardmäßige Tiefenpsychologie bieten kann. So ist z. B. an schwer ich-strukturell gestörte Patienten zu denken, die von Anfang an und theoretisch wohlbegründet, die zeitweise Übernahme von Ich-Funktionen des Therapeuten nötig haben und dies systematischer, als es im klassischen psychodynamischen Setting möglich wäre.

16.2.7 Verhaltenstherapeutische Elemente als Möglichkeit des Durcharbeitens

Eine originär psychoanalytische Indikation für den Einsatz verhaltenstherapeutischer Methoden in Phasen erschwerten therapeutischen Fortschritts liefert Freud persönlich: 1914 erläutert er in seinem Aufsatz »Erinnern, Wiederholen, Durcharbeiten« die Notwendigkeit bestimmter therapeutischer Maßnahmen, v. a. in Zeiten schwierigen therapeutischen Vorankommens. Der Terminus »Durcharbeiten«

meint dabei den »Vorgang, durch den die Analyse eine Deutung integriert und die Widerstände überwindet, die sie hervorruft. Es handelt sich dabei um eine Form psychischer Arbeit, die es dem Subjekt erlaubt, bestimmte verdrängte Elemente zu akzeptieren und sich von der Bemächtigung der Widerholungsmechanismen zu befreien« (Laplache & Pontalis 1982, S. 123). Die psychoanalytischen Termini technici in dieser Definition sollen an dieser Stelle nicht erläutert werden (vgl. dazu z. B. Mertens & Waldvogel 2002). Wichtig ist in unserem Zusammenhang allerdings die Möglichkeit, dieses Durcharbeiten anhand verhaltenstherapeutischer Methoden zu gewährleisten. Wöller & Kruse (2001, S. 189 ff) weisen darauf hin, dass neben einigen spezifisch psychodynamischen Elementen (z.B. »wiederholte Deutung und Widerstandsarbeit«) auch die »Exposition gegenüber problematischen Situationen« als zentrale Bestandteile des Durcharbeitens betrachtet werden können und formulieren: »Es ist nicht realistisch, darauf zu vertrauen, dass Ängste oder andere beeinträchtigende Affekte allein durch Darüber-Reden wirkungsvoll zu beeinflussen sind. Betrachten Sie es also als *bewusstes Widerstandphänomen*, wenn Patienten in der Therapiesitzung zu wichtigen Erkenntnissen gelangen, aber in der sozialen Realität ein Vermeidungsverhalten zeigen« (ebd., S. 191 f).

Wie wir zuvor gesehen haben, sind die verhaltenstherapeutischen Techniken spezialisiert auf das Unterbinden von Vermeidungsverhalten. Es liegt also auch unter dieser Betrachtungsweise nahe, solcherart Methoden zu integrieren, und zwar eben systematischer, als den Patienten bloß unstrukturiert zu alltagsnaher Aktion aufzufordern.

16.3 Praxis der Integration

16.3.1 Praktische Übersetzungsarbeit

Schon 1973 meint Bachmann in einem damals einzigartigen Diskussionsforum zwischen Psychoanalytikern und Verhaltenstherapeuten, es ließen sich »brauchbare Übersetzungsregeln von der einen Theorie in die diametral entgegengesetzte finden« (S. 9). Diese Übersetzungsregeln sollen im Folgenden entwickelt werden.

> Verhaltenstherapeutisches Arbeiten, wie es hier vorgestellt wurde, bedeutet Arbeit an den Ich-Funktionen.

Das Ich ist diejenige Instanz, die Freud in seiner zweiten Theorie des psychischen Apparates (1923, »Das Ich und das Es«) vom Es und vom Über-Ich unterscheidet. Das Ich ist von den Forderungen des Es (z. B. den Trieben) sowie von den Normen und Gesetzen des Über-Ich und den Forderungen der Realität abhängig. Das Ich schält sich aus dem Es durch Kontakt mit der Welt (dieser Kontakt mit der äußeren Welt wird durch verhaltenstherapeutische Übungen strukturiert und gezielt verändert!). Die Autonomie des Ichs ist also eingeschränkt. Obwohl es als Mittler der Interessen der gesamten Person auftritt, ist seine Autonomie nur relativ. Das Ich ist auch der Regent der Abwehrmechanismen, mit deren Hilfe bei intrapsychischen Konflikten die Wahrnehmung unlustvoller Affekte verhindert oder zumindest verringert wird. Das Ich ist aber auch das Ergebnis von Identifizierungen, die zu mehr oder weniger positiv besetzten inneren Objekten kumulieren.

Verhaltenstherapeutische Interventionen stärken nicht selten die *Abwehrmechanismen* des Patienten und verhelfen so dem Konflikt zu einer Kompromissbildung bzw. der Person zu sozialem Funktionieren. Intakte Abwehrmechanismen sind die grundlegende Voraussetzung für die Arbeit an unbewusstem Material. Die Erstellung eines »Teufelskreises der Angst« kann auf dieser Ebene als Prototyp für einen Rationalisierungsvorgang, Entspannungsverfahren als Verdrängungshilfe gedeutet werden.

Die Ich-Psychologie der 30er-Jahre des letzten Jahrhunderts beschreibt unter dem Stichwort der »Autonomie des Ich« (Hartmann 1939) die Verselbstständigung von Symptomen und Abwehroperationen vom ursprünglich auslösenden Konflikt. Die Verhaltenstherapie kümmert sich um solche Verselbstständigungen. Man kann also zusammenfassend unterscheiden:

> Verhaltenstherapeutische Übungen setzen im Rahmen der Ich-Psychologie an zweierlei Systemen an:
> 1. Sie führen bei Ich-Funktions-Defiziten zur Stärkung der Ich-Funktionen
> 2. Sie greifen ich-autonome »Verselbstständigungen« auf.

Lernvorgänge, wie sie dem verhaltenstherapeutischen Arbeiten zugrundeliegen, sind psychodynamisch auch *als libidinöse Besetzungen definiert.* Diese sind kumulativ und führen zu Repräsentanzen (inneren Abbildern) von positiv erlebten Situationen und Personen. Auch die sogenannten libidinösen Gegenbesetzungen können kumulieren. Wir vermeiden dann die solcherart repräsentierten Situationen und Objekte. Aktivitätstrainings der Verhaltenstherapie versuchen diese Gegenbesetzungen aufzuheben, indem sie in bestimmten Situationen wieder positive Erfahrungen vermitteln (Verstärkereinsatz).

Das Ich macht nach Freud aus den Primärvorgängen *Sekundärvorgänge*. Diese stellen Ansätze einer *kognitiven Theorie* der frühen Psychoanalyse dar.

Als Ich-Funktionen gelten:
Intelligenz
Wahrnehmung
Gedächtnis   -------------) »Autonome Ich-Funktionen« (Hartmann 1939)
Lernen
Motorik
sowie die Abwehrmechanismen: Verdrängung, Verleugnung, Introjektion, Projektion, Reaktionsbildung, Sublimierung, Rationalisierung.

Auch wichtige Begriffe der kognitiven Theorie lassen sich in weiten Teilen in die Sprache bekannter psychoanalytischer Subsysteme übertragen. Ein Beispiel sei der jungianische Begriff des Komplexes.

> »Komplexe können demnach auch als Verdichtungen und Generalisierungen von schwierigen Beziehungserfahrungen verstanden werden. Sie haben die Eigenschaft, im Lebenslauf immer wieder Erlebnisse mit gleichen Themenschwerpunkten anzuziehen und auf sich zu laden« (Roth 2003, S. 26).

Seine Definition weist starke Anklänge an die Schematheorie (angereichert durch den spezifisch jungianischen »archetypischen Kern«) auf.

16 Integration in der ambulanten Psychotherapie

Tab. 16.1: Zuordnungsbeispiele verhaltenstherapeutischer Einzelverfahren zu Ich-Funktionen

1. Kognitive Ich-Funktionen, z. B.
- Psychoedukative Elemente
- Identifikation dysfunktionaler und automatischer Kognitionen
- Kognitives Korrekturschema für dysfunktionale Kognitionen (z. B. Reatribuieren)
- Identifikation von Oberplänen und Schemata
- Kognitive Trainings (z. B. Problemlösetraining)
- Konzentrationstrainings

2. Wahrnehmende Ich-Funktionen, z. B.
- Stimmungsprotokolle, Angstprotokolle
- Gefühlsprotokolle
- Achtsamkeitsübungen
- Körperschema-Übungen
- Video-Feedback
- Wahrnehmungstrainings (z. B. Reha-Com)
- Bio-Feedback
- Genusstraining (inkl. ausführender Ich-Funktionen)
- Hausaufgaben (als Objektkonstanz-Erleichterung)

3. Ausführende Ich-Funktionen, z. B.
- Rollenspiele
- Selbstsicherheitstrainings-Module
- Module des sozialen Kompetenztrainings
- DBT-Training zu zwischenmenschlichen Fähigkeiten
- Kommunikationstraining
- Expositionsverfahren (inkl. wahrnehmender Ich-Funktionen)
- Aktivitätsaufbau

4. Unterdrückungsoperationen, z. B.
- Entspannungsverfahren
- Imaginative Verfahren
- Ablenkungs-Trainings
- Trainings von Selbstberuhigungs-Fähigkeiten
- (kognitive) Intellektualisierungs- und Rationalisierungstrainings
- Gegenkonditionieren (Liste angenehmer Aktivitäten)

5. Objektkonstanz, z. B.
- Hausaufgaben
- Regelkarten
- Protokolle und Tagebücher

6. Über-Ich-Arbeit, z. B.
- Verhaltensverträge (hier auch Arbeit unter Nutzung von Über-Ich-Anteilen!)
- Verhaltensbeobachtungen
- Rollenspiele
- Feedback-Systeme

7. Arbeit am (malignen) Introjekt, z. B.
- Selbstberuhigungsinstruktionen (Symptomkarten etc.)
- Wahrnehmungsübungen
- Selbstbeobachtung

Es empfiehlt sich, für Übersetzungszwecke die Ich-Funktionen in *kognitive, wahrnehmende und ausführende Ich-Funktionen plus Abwehr* (besser: Unterdrückung, da nicht unbewusst ablaufend) einzuteilen und diesen einzelnen, z.T. die zuvor dargestellten verhaltenstherapeutischen Techniken zuzuordnen.

Andere verhaltenstherapeutische Verfahren fördern systematisch die *Objektkonstanz* (Hausaugaben, Kärtchen-Schreiben etc.).

Die dritte Gruppe der verhaltenstherapeutischen Verfahren arbeitet an Identifizierungen, bzw. in einer früheren Form an den *Introjekten* des Patienten → siehe »Übersetzungsschema«.

Generell kann ein großer Teil v. a. der kognitiven Techniken der Verhaltenstherapie als Arbeit gegen ein malignes Introjekt bezeichnet werden. Die verhaltenstherapeutischen Verfahren dienten dann der Stärkung gesunder Selbst-Anteile im Kampf gegen das Introjekt

Bezüglich des zuvor erläuterten »Arbeitsmodells zur Integration« (s. Kap. 12), bewegt sich das »Übersetzungsschema« auf der Ebene der Intervention (= verhaltenstherapeutische Methode) quasi »aufwärts« bis zur Theorie (psychoanalytische Terminologie) oder *umgekehrt* von aus der Wahrnehmung abgeleiteten theoretischen Überlegungen (psychoanalytische Terminologie) »abwärts« zur Intervention (verhaltenstherapeutische Methode).

16.3.2 Implantierung eines methodenfremden Therapieelements

16.3.2.1 Das Wichtigste: Die Beachtung von Übertragung und Gegenübertragung

> »Ich glaube, eine ›Technik‹ ist dann förderlich, wenn sie aus der jeweils einmaligen Begegnung des Therapeuten mit dem Patienten erwächst«
> (Yalom 2002, S. 49).

Verhaltenstherapie und Psychiatrie bemühen sich mit ihren diagnostischen Verfahren um eine Zuordnung des einzelnen Patienten zu einer größeren (Diagnose-) Gruppe, suchen also nach Eigenschaften des Patienten, die dieser mit anderen gemein hat. Psychodynamische Therapeuten bemühen sich dagegen in erster Linie um das Erkennen des Einzigartigen im Patienten und in der singulären therapeutischen Situation.

Schon die eingangs erwähnte wissenschaftstheoretische Betrachtung der Anschlussfähigkeit einer zu integrierenden psychotherapeutischen Theorie weist auf die therapeutische Beziehung als Grundlage der Integrationsarbeit hin. Anschlussfähig muss die Theorie nämlich auch und in erster Linie an die kognitiven und emotionalen Gegebenheiten des Patienten sein.

> »Ein Psychoanalytiker, der verhaltenstherapeutische Übungen in sein Therapieprogramm hineinnimmt, muss natürlich darüber nachdenken, wie sich Anleitungen mit seiner je spezifischen Übertragung vereinbaren lassen« (Jaeggi 1997, S. 298).

Jaeggi beschreibt als Beispiel den masochistischen Patienten, der freudig »systematisch desensibilisiert«, weil damit sein masochistisches Bedürfnis voll befriedigt wird.

Besonders brauchbar ist an dieser Stelle das Konzept der »optimalen Differenz zwischen Übertragung und Arbeitsbündnis« von Fischer (2000):

> »Das Konzept der ›optimalen Differenz‹ geht davon aus, dass eine für therapeutische Veränderungen optimale Situation entsteht, wenn das aktualisierte Übertragungsschema des Patienten und das therapeutische Arbeitsbündnis sich optimal annähern und zugleich in einem zentralen Punkt von einander unterscheiden« (ebd., S. 108).

Das »Arbeitsbündnis« meint in der psychoanalytischen Theorie die realen Therapievereinbarungen und gemeinsam ausgemachten Therapiebedingungen zwischen Patient und Therapeut. Es soll möglichst objektiv bestimmbare Kriterien enthalten und möglichst übertragungsfrei gestaltet sein.

Fischer beschreibt die dazu nötige Haltung im Weiteren zwar als nicht neutral, aber doch abstinent, d. h. ohne Drängen des Patienten in eigene Übertragungs-Gegenübertragungstendenzen hinein.

Die Gegenübertragungsanalyse, das »Hören mit dem dritten Ohr« (Reik 1976) muss zeigen, ob und in welchem Ausmaß die intendierte Integrationsarbeit vom inszenierten Übertragungsszenario oder gar von projektiv-identifikatorischen Prozessen bestimmt wird. Dazu müssen wir uns folgende wichtige Fragen stellen:

Inwieweit handelt es sich bei der Idee zur Integration um die Folge von ... ?
- ... Identifizierungen, z. B. mit der Hilflosigkeit des Patienten, die nicht ausgehalten werden kann (= konkordante Identifizierung), oder der Therapeut setzt verhaltenstherapeutische Elemente im unreflektierten Reagieren auf Übertragungsanforderungen ein (z. B. »Sei mal wie ein Vater«; = komplementäre Identifizierung)?
- ... Übertragungen des Therapeuten (wegen der, der eigenen Mutter gegenüber erlebten Hilflosigkeit, kann der Therapeut keine Hilflosigkeit angesichts mangelndem Therapiefortschritts aushalten → »Gegenübertragungsagieren«, wegen eigener Näheängste des Therapeuten werden Listen und Schemata als Distanzhalter zwischen sich und den Patienten gebracht)?

> »Problematisch wird solche Polypragmatik, wenn der Methodenwechsel deshalb vollzogen wird, weil die Behandlung sich störenden Konflikten nähert und als beunruhigend empfunden wird. Spannung kann nicht wachsen, Ratlosigkeit nicht ertragen, Einsicht kann nicht reifen. Ein pragmatisch-integratives Behandlungskonzept stellt hohe Anforderungen an die Gestaltung der Arbeitsbeziehung. Methodenwechsel, um einen entwicklungsfördernden Zugang zu erschließen, ist sehr wünschenswert. Methodenwechsel, um Konflikten und Spannungen zu entrinnen, dem Patienten, mehr aber noch dem Therapeuten die Behandlung nun noch angenehm zu machen, wirkt entwicklungshemmend.« (Wirsching 1998, S. 95)

- ... Dispositionen/Persönlichkeitseigenschaften des Therapeuten (wegen eigener narzisstischer Bedürftigkeiten kann auch ein vorübergehender therapeutischer »Misserfolg« nicht ausgehalten werden und muss offensiv bekämpft werden)?

Aber auch die tiefenpsychologischen Wirkmechanismen verhaltenstherapeutischer Intervention liegen zu einem großen Teil im Bereich des Übertragungs-Gegenübertragungs-Geschehens:
- Arbeit *in* der Übertragung (z. B. Therapeut stillt Bedürfnis des Patienten nach haltgebendem und anweisendem Vater)→ probeweises Mitagieren
- Übungserfahrung als korrigierende emotionale Neuerfahrung

- Übungserfahrung als intendiertes und (zumindest dem Therapeuten in seinen Sinnzusammenhängen) bewusstes Agieren eines Konfliktes
- Eventuell probeweise Projektionsannahme

16.3.2.2 Implantation des verhaltenstherapeutischen Elements

Grundsätzlich sind zwei Wege des Einsatzes verhaltenstherapeutischer Verfahren in einem primär psychodynamischen Behandlungsablauf denkbar. Beide Wege sind gangbar, es muss aber für den jeweiligen Einzelfall entschieden werden, welche Wahl zu treffen ist:

a) Die offene Implantation
Der Patient wird über die Integration eines schulenfremden Elements informiert, die Entscheidung wird ausführlich begründet und innerhalb der sonst in der Therapie gebräuchlichen Termini erläutert (diese Vorgehensweise entspricht dem zuvor beschriebenen Transparenzansatz der Verhaltenstherapie).

b) Die verdeckte Implantation
Der Patient erfährt explizit nichts über die Integration, es wird versucht (und so getan), als sei die Therapie »aus einem Guss«.

16.4 Grenzen der Integrationsarbeit

In diesem Abschnitt geht es um die notwendige Beachtung des »unreflektierten Verlangens« nach Integration gemäß dem Motto: »Gulasch ist gut, Erdbeercreme ist gut – wie gut muss erst ein Gemisch aus Erdbeercreme und Gulasch sein!?« (Jaeggi 1997, S. 298).

Der Integration verhaltenstherapeutischer Elemente in tiefenpsychologisch fundierte Behandlungen sind auf allen Ebenen des vorherigen Integrationsmodells, v. a. ausgehend von der *Basis*, deutliche Grenzen gesetzt. Dies zu betonen ist wichtig, denn:

> »Der Wunsch nach Einheit in der Differenz entsteht sicher nicht nur aus rationalen, sondern auch aus sehr persönlichen Motiven. Es ist zu vermuten, dass ihn jemand dann hat, wenn ihm von früh an sehr viel Einheit (...) aufgedrängt wurde, wenn das Bedürfnis nach Differenzierung sich also erst mühsam seinen Weg bahnen musste« (Jaeggi 1997, S. 12).

1. Grenzen in der philosophischen Basis

Die psychodynamisch tätigen Therapeuten sind sich einig, psychisches Leid nicht nur unter der Symptom-Perspektive zu betrachten. Freud beschreibt dieses Leid 1964 als falsche »Weltauffassung«. Jungianer betonen die Sinnperspektive. Diese, wenig rationalistische Auffassung des Psychischen, ist in obigen Modell (Kap. 12) schon der *Basis* zuzurechnen und ist nicht integrierbar in verhaltenstherapeutisches Handeln, es muss daneben stehen.

> »Durch das Fußfassen auf dem weit Entfernten – etwa im Weltraum – setzt sich (in der Verhaltenstherapie Anm. d. Verf.) der Gedanke fest, auch humane Grenzbereiche sei-

en zunehmend rationalisierbar. Gewiss sind sie das, doch nur, wenn der Rückschlag, den jeder Gewinn von Aufklärung nach sich zieht, in das aufklärerische Bemühen hineingenommen wird« (Bachmann 1973, S. 12).

Trotz aller Bemühungen, die therapeutische Beziehung, v. a. bei der Behandlung schwerer Persönlichkeitsstörungen, mit einzubeziehen (z. B. Smith & Grawe 2000), bleibt die Person des Psychotherapeuten in der Verhaltenstherapie außen vor, nach wie vor befindet sie sich auf dem Stand der sogenannten Ein-Personen-Psychologie Freuds. Die Arbeit mit und an der Gegenübertragung, die Einnahme einer echten Intersubjektivitäts-Perspektive findet nicht statt, die Sicht auf die Therapiebeziehung ist auf Funktionales eingeschränkt und übersieht wesentliche Bereiche.

2. Grenzen in der Methode

Nicht jedes verhaltenstherapeutische Verfahren findet ein theoretisches Pendant in der psychoanalytischen Theorie. Grenzen in der Fähigkeit, Verhaltenstherapeutisches in Tiefenpsychologisches zu übersetzen, weisen auf die Grenzen der Integrationsarbeit schlechthin hin. Sie können in jedem der im vorherigen Integrationsmodell beschriebenen System ihre Ursachen haben. Benützt man trotz dieser Grenzen ein Element einer anderen Therapieschule, handelt es sich sofort nicht mehr um Integration, sondern allenfalls um eklektisches Arbeiten. Mit Parfy (1998) wird die Meinung vertreten, »der altgriechische Begriff des ‚Eklektizismus' [müsse] durchaus seine negative Bedeutung behalten«, da er »die Fiktion einer möglichen Theoriefreiheit nur unter völliger Ignoranz von epistemologischen Überlegungen aufrechterhalten kann.« (ebd. S. 56)

3. Grenzen im Therapeuten

Nicht jeder Therapeut ist für jedes verhaltenstherapeutische Vorgehen geschaffen. Konfrontationstechniken, v. a. in ihrer massierten Form, könnten z. B. auf ethische Bedenken stoßen. Auch die Daumenregel, dass man seinem Patienten nichts aufladen sollte, das man nicht auch selbst zu tun bereit wäre (z. B. Stichwort Selbstsicherheitstraining, Expositionsbehandlung bei Phobien), kann eine deutliche und unbedingt zu berücksichtigende Grenze in der Anwendung bedeuten.

Die psychotherapeutische Identität des Therapeuten sollte durch das vorgeschlagene Übersetzungsvorgehen nicht beeinträchtigt werden. Sollte dies aber doch der Fall sein, so wäre das sicher eine weitere Grenze des integrativen Arbeitens.

4. Grenzen im Patienten

Verhaltenstherapeutische Methoden fordern viel vom Patienten. Es ist zu beachten, dass man ihn nicht überfordert, etwaige Gesundheitsrisiken sind abzuklären (z. B. keine Hyperventilation bei Anfallsrisiko) und auch die Entscheidung des Patienten gegen ein verhaltenstherapeutisches Vorgehen ist zu akzeptieren und nicht vorschnell als Widerstand zu behandeln.

Es ist aus der Psychotherapieforschung bekannt, dass »eine wichtige Vorbedingung für das Heilen ein dem Heiler und dem Kranken gemeinsames Glaubens- und Symbolsystem« (Jaeggi 1997, S. 50) darstellt. Heute würde man über das Erringen einer gemeinsamen subjektiven Krankheitstheorie sprechen. Eine wichtige

16.4 Grenzen der Integrationsarbeit

Grenze ist schließlich formuliert in der Gefahr der therapeutischen »Verwirrung« des Patienten. Die Therapie darf in den Augen unserer Patienten nicht zum Flickwerk werden, in der der Therapeut in die Trickkiste greift, wenn‹s nicht mehr weitergeht. Es wird also deutlich: Die hier aufgezeigte Methode meint nicht Integration um jeden Preis. Sie erkennt vielmehr notwendige Unterschiede zwischen den Schulen an.

> »Im Gegensatz zur landläufigen Phantasie einer generalstabsmäßigen ›Gesamtintegration‹ entsteht das treffsichere Bild von vorsichtigen Brückenschlägen zwischen unterschiedlichen theoretischen Strukturen, immer gewissenhaft prüfend, ob sich der angepeilte andere Kontext überhaupt als Ufer für den zweiten Brückenkopf eignet.« (Parfy 1998, S. 56)

17 Manual für die ambulante Psychotherapie

Manual zur Integration verhaltenstherapeutischer Methoden in psychodynamische Behandlungen

1. Darstellung der Psychodynamik:

....
....
....
....

2. Darstellung des bisherigen Therapieverlaufes (falls bereits möglich):

....
....
....
....
....

3. Darstellung des Übertragungs-Gegenübertragungs-Geschehens und etwaiger projektiv-identifikatorischer Prozesse

....
....
....
....
....

4. Darstellung der durch die Integration angestrebten Ziele

Ziel 1 ....
Ziel 2 ....
Ziel 3 ....

5. Bearbeitung des Übersetzungsschemas

Übersetzungsschema verhaltenstherapeutischer Einzel-Methoden in psychoanalytische Terminologie

Patient/in .... Datum ....

Diagnose: .... Therapiestunde ....

Wahrnehmung des Therapeuten	Psychoanalytische Terminologie	Assoziierte Verhaltenstherapie-Methode
	Kognitive Ich-Funktionen	
	Wahrnehmende Ich-Funktionen	
	Ausführende Ich-Funktionen	
	Unterdrückungs- und evtl. Abwehroperationen	
	Objektkonstanz	
	Arbeit am Introjekt	
	Arbeit am/mit dem Über-Ich	

18 Integration in der stationären Psychotherapie: Eigentlich völlig normal

Während die Berücksichtigung unterschiedlicher Therapieschulen in der ambulanten (Richtlinien-)Psychotherapie noch erhebliche Probleme aufwirft, ist die gemeinsame Anwendung von Methoden unterschiedlicher therapeutischer Schulrichtungen in der stationären Therapie gang und gäbe. Hoffmann u. a. (1998, S. 283 f) beschreiben die »Arten der Kombination« und unterscheiden

- die additive Kombination, als »meist unreflektierte Addition verschiedener Verfahren«,
- die integrative Kombination, die dem in dieser Arbeit favorisierten Vorgehen nahe steht

sowie

- die eklektische Kombination. »Dazu werden einzelne Verfahren aus einzelnen Therapieformen zusammengewürfelt, ohne dass ein konzeptionelles Hintergrundgerüst erkennbar wird« (ebd.).

18.1 Allgemeines zur stationären Psychotherapie: Definitionen, Abgrenzungen

Eine Annäherung an den Begriff der stationären Psychotherapie, der auf den zweiten Blick gar nicht mehr so eindeutig erscheint, kann von unterschiedlichen Elementen dieser Anwendungsform der Psychotherapie erfolgen. Man kann sich erstens fragen, ob die stationäre Psychotherapie aufgeht in der Frage der speziellen institutionellen Anwendung psychotherapeutischer Methoden. Stationäre Psychotherapie wäre dann nichts anders als im stationären Setting angewandte Psychotherapie. Zweitens könnte die Annäherung über die behandelten Menschen erfolgen – ein Definitionsversuch, der, wie wir sehen werden, lange Tradition besitzt. Stationäre Psychotherapie wäre demnach definiert über die psychotherapeutische Behandlung von Menschen, etwa mit schweren Persönlichkeitsstörungen, selbstverletzendem Verhalten usw. Ein dritter Weg, um zu bestimmen, was denn nun stationäre Psychotherapie sei, geht über die Gruppe der Behandelnden, also der in die Psychotherapie involvierten Therapeuten. Stationäre Psychotherapie wäre nach dieser Auffassung die psychotherapeutische Behandlung durch etwa Psychologen, Ärzte, Kreativtherapeuten und Pflegepersonen in einem therapeutischen Team. Schließlich ist viertens die Eingrenzung des Begriffs stationäre Psychotherapie über die angewandten Verfahren psychotherapeutischer Einflussnahme denkbar. Stationäre Psychotherapie ist demnach die Anwendung besonderer psychotherapeutischer Instrumentarien, etwa besonders gestalteter Therapiekombinationen oder milieutherapeutischer Einflussnahmen.

Stationäre Psychotherapie ist zu sehen als eigenständiges Therapieverfahren mit eigenständiger Indikation (Vogel 2002).

Stationäre Psychotherapie ist in der BRD ein einzigartig ausgeprägter Sektor des Gesundheitssystems, und in der »Szene« geht das Gerücht, Deutschland verfüge über mehr entsprechende Behandlungsplätze als der Rest der Welt zusammen.

18.1 Allgemeines zur stationären Psychotherapie: Definitionen, Abgrenzungene

Schepank (1994) schätzte den Bedarf an stationär-psychotherapeutischer Behandlung anhand epidemiologischer Untersuchungen einer städtischen Bevölkerungsgruppe auf etwa 4 % ein.

Nach Angaben des statistischen Bundesamtes wurden etwa im Jahr 1993 knapp 100 000 Patienten in stationären psychotherapeutischen Einrichtungen behandelt, knapp ein Viertel davon im Akutbereich.

Paar & Kriebel (1998, S. 314) geben eine differentielle Indikationsaufstellung, vgl. Tab. 18.1 und Tab. 18.2.

Tab. 18.1: Indikationen für eine Akutabteilung für psychotherapeutische Medizin mit angeschlossener Ambulanz

- Ambulanz mit Diagnosestellung und Zuweisung der Patienten
- zur ambulanten Psychotherapie,
- zur akutstationären psychotherapeutischen Medizin und
- zur rehabilitativen Psychosomatik – Schnittstelle über Anschlussrehabilitation
- ambulante prä- und poststationäre psychotherapeutische Behandlung
- konsiliarische Diagnostik und Mitbehandlung aus anderen somatischen Abteilungen und Kliniken – Schnittstelle zur somatischen Medizin
- Übernahme stationärer Patienten zur Behandlung bei
- akuten und postakuten psychoneurotischen Störungen
- akuten Belastungs- und Erlebnisreaktionen
- psychophysischen Stresssituationen
- sog. klassischen psychosomatischen Erkrankungen
- der psychotherapeutischen Behandlung psychosozialer Probleme somatisch Kranker
- Persönlichkeitsstörungen

Tab. 18.2: Indikationen für die psychosomatische Rehabilitation mit angeschlossener Ambulanz

- ambulante prä- und poststationäre Behandlung zur Verkürzung einer stationären psychosomatischen Rehabilitation
- spezifische rehabilitative und insbesondere sozial-medizinische Diagnostik bei chronifizierten Erkrankungen in einem kurzstationären Verfahren
- Behandlung aller chronischen psychosomatischen Störungen mit einem breiten Indikationsspektrum, das viele klinische Bereiche wie bspw. Innere Medizin, Neurologie, Orthopädie und Dermatologie überlappt
- drohende Erwerbs- und Berufsunfähigkeit
- nach Abklingen der Akutsymptome Weiterbehandlung der Chronifizierungsproblematik in einer psychosomatischen Rehabilitation
- psychosomatische Rehabilitation als Motivierung zur Einleitung ambulanter Psychotherapie und weiterer Nachsorge
- Ressourcenerschließung und Coping bei primären somatischen Erkrankungen

So klar und einsichtig derartige Aufzählungen anmuten, so umstritten, ja umkämpft sind sie in Fachkreisen und so wenig brauchbar sind sie im Einzelfall. V. a. die Zielvorgabe der Reha-Kostenträger, nämlich die rasche und möglichst vollständige Wiederherstellung der *Arbeitsfähigkeit*, unterscheidet die beiden Bereiche zumindest formal.

18.2 Die Therapieschulen in der stationären Psychotherapie

Wie im ambulanten, so stehen sich auch im stationären Bereich die zwei großen therapeutischen Richtungen, die kognitiv-behavioralen und die von der Psychoanalyse abgeleiteten Verfahren gegenüber. Andere therapeutische Strömungen, wie etwa systemische oder gestalttherapeutische Ansätze, werden zwar genutzt und integriert, das aber meist nur am Rande.

Mit Ausnahme der Universitätseinrichtungen, die noch immer fast vollständig in psychoanalytischen Händen sind, erweitert die Verhaltenstherapie sukzessive ihr Terrain in der stationären Psychotherapie. Wille & Irle (1996) geben in ihrer Arbeit folgende Zahlen an: 60 % der Kliniken arbeiten nach einem tiefenpsychologischen Konzept, ca. ein Drittel davon integriert verhaltenstherapeutische Methoden. Bei 13 % der Kliniken werden tiefenpsychologische und verhaltenstherapeutische Ansätze parallel angewandt, ca. 21 % der Kliniken arbeiten rein verhaltenstherapeutisch (die fast selbstverständliche Integration der beiden großen Therapieschulen in der stationären Therapie wird hier bereits deutlich!).

18.2.1 Die Psychoanalyse als Grundlage stationärer Behandlung

Die moderne stationäre Psychotherapie geht direkt aus den Anwendungsversuchen zunächst klassisch analytischer Vorgehensweisen im stationären Kontext hervor (Vogel 2002).

Die erste psychoanalytische Klinik und damit weltweit die erste Einrichtung stationärer Psychotherapie überhaupt, entstand, vom Freud-Schüler Simmel gegründet, in den 20er-Jahren des 20. Jahrhunderts in Berlin (Simmel 1993).

Ob nun Freud selbst von der Idee einer Psychoanalyse in der Klinik begeistert war oder nicht, darüber scheiden sich die Geister und darüber gibt es unterschiedliche Aussagen auch seiner Zeitgenossen (vgl. z.B. Senf 1988). Zunächst erscheint das Anliegen widersinnig. Die psychoanalytische Therapie ist in ihrer gesamten Wirkung auf die Entwicklung einer exklusiven (Zweier-)Beziehung ausgerichtet, innerhalb derer und durch die erst psychoanalytische Techniken und Methoden einsetzbar werden. Die therapeutische Dyade wird zum Versuch einer schritt- und stückweisen erlebnismäßigen Wiederbelebung des Mikrokosmos der gesamten Person des Patienten und des Analytikers und in dieser, reflektierten und teilweise gesteuerten Begegnung liegt der Grundstein für den einzigartigen analytischen Heilungsprozess. Wie nun soll ein derartig komplexes Geschehen in eine stationäre Umgebung transferiert werden?

Die psychoanalytische Sicht auf ihre therapeutische Technik war und ist seit dieser Zeit großen Wandlungen unterworfen. Bezüglich der stationären Psychotherapie läst sich sagen, dass in der modernen Anwendung von Psychoanalyse gerade die von früheren Psychoanalytikern als problematisch erachteten Elemente, etwa die des multiplen Übertragungsangebots, heute als *die* großen Vorteile dieser Therapieform betrachtet werden. Die vielfältigen Reinszenierungsangebote und Übertragungsaufforderungen einer analytischen Therapiestation und eines Stationsteams sind gerade die Stärke stationärer Psychoanalyse:

> »Das Angebot unterschiedlicher Ausdrucksebenen verbaler wie averbaler Art soll die Inszenierung spezifischer Grundkonflikte und die Gestaltung spezifischer Beziehungsformen provozieren. Die Ebenen eignen sich sowohl zum Gewinn an Einsicht und korrigierender emotionaler Neuerfahrung, wie auch zu Regression und Progression« (Becker 1988, S. 36).

Eine derartige Sicht psychoanalytischen Arbeitens hat sich in orthodox-psychoanalytischen Kreisen noch keineswegs etabliert. Immer noch gilt häufig die Gleichung, psychoanalytisch Arbeiten heißt gleich (klassische) Psychoanalysen durchzuführen. Protagonisten dieser Sicht werden sich wohl schwer tun mit der Bejahung etwa vorheriger Definition.

Der »Altvater« der stationären Psychotherapie in Deutschland, Paul Janssen (1987, S. 36), gibt folgende Auflistung verschiedener »Organisationsformen stationärer analytisch-psychotherapeutischer Behandlungen:
1. Psychoanalyse, psychoanalytische Psychotherapie bzw. Gruppenpsychotherapie in der Klinik ohne Gestaltung des stationären Zusammenlebens der Patienten.
2. Kombinierte stationär-ambulante gruppentherapeutische Modelle mit und ohne Gestaltung des stationären Zusammenlebens.
3. Bipolare Modelle mit Unterscheidung von analytisch-therapeutischem Raum und soziotherapeutischem Raum, z. B. als therapeutische Gemeinschaft.
4. Integrative Modelle als Behandlung der Patientengruppe durch eine Therapeutengruppe.
5. Internistisch-psychosomatische Modelle mit analytisch-psychotherapeutischen Behandlungen.
6. Pragmatisch orientierte Anwendung analytischer und anderer psychotherapeutischer Erfahrungen im Krankenhaus.

Trotz dieser vielfältigen Versuche, Psychoanalyse doch möglichst »rein« als Behandlungsmethode ins stationäre Feld zu retten, ist

> »dieser Versuch einer Psychoanalyse in der Klinik trotz vieler bleibender Erkenntnisse heute weitgehend verlassen worden, auch wenn seine Grundidee in den Konzeptionen einiger Kollegen in modifizierter Weise noch erkennbar ist (...) Das heißt: sie (die stationäre Psychotherapie, Anm. d. Verf.) kann keine zeit- und geschichtslose Enklave zur Wiedergewinnung einer verlorenen Kindheit inmitten einer vielfältig bedrohten technisierten Welt sein. Sie muss vielmehr über den geschützten Raum für individuell-regressive Entzerrungen und Entfaltungen hinaus auch Beziehungs-, Lern- und Übungserfahrungen im ›Hier und Jetzt‹ der aktuellen Lebenswirklichkeit bereitstellen und gelegentlich erzwingen können« (Rad u. a. 1994).

Diese Tatsache führt uns zu den Therapiekonzepten, die heute mehrheitlich unter dem Etikett »tiefenpsychologisch fundiert« firmieren und die im Folgenden dargestellt sein sollen.

18.2.2 Tiefenpsychologische stationäre Psychotherapie

Die meisten an den Erkenntnissen der Psychoanalyse orientierten Konzeptionen stationärer Psychotherapie nennen sich »Tiefenpsychologische Konzepte«. Den Terminus »Tiefenpsychologie« führte 1919 der Züricher Psychiater Eugen Bleuler (1957–1939) in die psychotherapeutische Literatur ein. Freud gebrauchte diesen

Ausdruck zum ersten Mal 1913 in seiner Schrift »Das Interesse an der Psychoanalyse«.

Was heißt dies nun für die stationäre Psychotherapie? In der praktischen Arbeit verwenden tiefenpsychologisch arbeitende Stationsteams durchaus den Kanon der zuvor angeführten zentralen psychoanalytischen Therapeutika wie Übertragungsanalyse etc. Doch wie in der ambulanten Therapie auch, werden diese »Techniken« in abgeschwächter Form zur Anwendung gebracht, d. h. durch Begrenzung der Regression und Zentrierung auf aktuelle Konfliktsituationen. Aber auch durch die *Integration* nicht genuin tiefenpsychologischer Methodik (z. B. verhaltenstherapeutischer Angsttainings aber auch anderer Therapieverfahren, s. unten) werden die klassischen psychoanalytischen Techniken beschnitten und gleichzeitig um andere psychotherapeutische Einzelmethoden erweitert. Tiefenpsychologische Konzeptionen arbeiten also weitgehend in integrativen Settings vgl. dazu Kap. 18.7). Die Konzepte tiefenpsychologisch arbeitender Kliniken und Psychotherapiestationen wurden bereit an mehreren Stellen veröffentlicht und können somit jederzeit veranschaulicht werden (z. B. Vogel 2001).

Bei der Erläuterung des Begriffes der tiefenpsychologisch fundierten stationären Psychotherapie ist es allerdings auch notwendig darauf hinzuweisen, dass nicht immer Tiefenpsychologie drinsteckt wo Tiefenpsychologie draufsteht. Im Zuge der Tatsache, dass in Deutschland lediglich drei Therapieverfahren (Verhaltenstherapie, tiefenpsychologisch fundierte Psychotherapie und analytische Psychotherapie) und lediglich zwei Therapierichtungen (Verhaltenstherapie und Psychoanalyse als übergeordnete Schulenbezeichnungen) kassenrechtlich zugelassene Therapieverfahren darstellen und die (rogerianische) Gesprächstherapie immer noch lediglich »auf dem Sprung« zur Zulassung steht, schmücken sich die einen oder anderen Klinikkonzepte mit dem im Vergleich zum Terminus »Verhaltenstherapie« doch etwas schillernden Begriff »Tiefenpsychologie«, betreiben aber eigentlich hauptsächlich andere, z. B. systemische oder gestalttherapeutische Psychotherapie.

> »So kann man die tiefenpsychologische Position durchaus als heuristisches Prinzip einnehmen, ohne notwendigerweise daraus abzuleiten, dass die Behandlung allein mit den Mitteln der klassischen Psychoanalyse (im Wesentlichen der Durcharbeitung von Übertragungsphänomenen) möglich sei.« (Stadtmüller u. a. 2001, S. 112)

Es ist hier nicht der Ort, die komplexe psychoanalytische Arbeit eines therapeutischen Teams im Einzelnen darzustellen (vgl. dazu z. B. König 1995, Barde & Mattke 1993). Es geht dabei vorwiegend um die Betrachtung von Übertragungs- und Gegenübertragungs-Konstellationen, um Projektionen und projektive Identifikationen (zu den relevanten Begriffen (vgl. z. B. Auchter & Strauss 1992), kurz gesagt um das Verständnis des Geschehens in einer therapeutischen Einrichtung vor dem Hintergrund der Folie des Psychopathologieschemas der Psychoanalyse. Das therapeutische Setting versucht hierbei, etwa durch einer Altersmischung der Patientengruppe, möglichst zahlreiche Übertragungsangebote zu schaffen, die dann therapeutisch reflektiert und bearbeitet werden können (z. B. Vogel 1999). In Abhebung von den klassischen Konzeptionen bipolarer oder integrativer Therapie schlugen so z. B. Rad u. a. (1994) vor, die psychotherapeutisch (psychoanalytisch) arbeitende Institution ähnlich eines Biotops zu betrachten und den Einfluss der spezifischen therapeutischen Techniken nicht zu überschätzen.

18.2 Die Therapieschulen in der stationären Psychotherapie

> Zusammenfassend kann gesagt werden, dass psychodynamisch arbeitende (Stations-)Teams versuchen, die zentralen Erkenntnisse der Psychoanalyse auf sich selbst, auf die Patientengruppe und schließlich auf die Interaktion der beiden Gruppen anzuwenden, um so auf primär nicht oder nur wenig bewusste Komponenten zunächst der aktuell bestehenden Beziehungskonstellationen in der Klinik und dann, über diesen Umweg, auch auf die Störung der Patienten zu stoßen, diese bewusst zu machen und/oder dementsprechend angemessen zu handeln.

Einen neuen Trend in der stationären Anwendung psychoanalytisch abgeleiteter Therapien könnte die auch in tiefenpsychologischen Kreisen immer mehr in Mode kommende Anwendung manualisierter Therapieprogramme darstellen. Zwar besitzen diese Programme bereits eine lange Tradition seit Luborsky (1984) oder auch Strupp & Binder (1984) ihre kurzzeittherapeutischen Manuale veröffentlichten.

Stationäre Verhaltenstherapie – Ein Einschub

Vielfach auch von Seiten stationär tätiger Verhaltenstherapeuten wird zunehmend der Begriff der Psycho- oder Verhaltenstherapie ersetzt durch den Terminus der *Verhaltensmedizin*, da er ihrer Ansicht nach den Psychotherapiebegriff entscheidend zu erweitern vermag. Der Begriff ist uneinheitlich definiert (Meermann & Vandereycken 1991). Exemplarisch soll eine besonders umfassende Begriffsbestimmung von Zielke (1994, S. 8) angeführt werden:

> »Verhaltensmedizin ist demzufolge bislang weniger eine eindeutige Eingrenzung eines neuen Fachgebietes, als vielmehr eine Arbeitsplattform zur Sammlung und Integration des klinischen Grundlagen- und Anwendungswissens aus den Bereichen der experimentellen Psychologie, der biologischen Verhaltenswissenschaften und der traditionellen naturwissenschaftlichen Medizin. Die angewandte Verhaltensmedizin beschäftigt sich mit der Anwendung dieser Erkenntnisse im Hinblick auf Prävention, Diagnose, Behandlung und Rehabilitation von Krankheiten.«

Im Gegensatz zu den »altgedienten« tiefenpsychologischen Konzepten bewegt sich die Verhaltenstherapie mit ihren stationären Behandlungsrichtlinien auf für sie noch relativ neuem Terrain. Erst 1976 erfolgte auf Betreiben und mit wissenschaftlicher Begleitung des Max-Planck-Instituts für Psychiatrie in München, die Gründung der ersten »reinrassig« verhaltenstherapeutischen Klinik in Windach am Ammersee. Es dürften in der Zwischenzeit mehr als 100 Kliniken nach einem davon abgeleiteten Konzept arbeiten. Janssen u.a. formulierten 1998 folgende »Grundlegenden Behandlungsprinzipien in der stationären Verhaltenstherapie:

- Die Patienten und Personen ihrer Bezugsgruppe werden zu Experten ihrer jeweiligen (psychischen) Störung gemacht, sie sollen darüber maximal informiert und aufgeklärt werden. Jeder Patient sollte genau Bescheid wissen über Ursachen und Entstehung (verursachende und aufrechterhaltende Bedingungen), über Verlauf und Prognose einer Störung.
- Die Patienten werden möglichst konkret zur Bewältigung ihrer Probleme angeleitet.
- Jedem Patienten wird klar gemacht, dass nur er selbst seine Störung auf lange Frist mitgestalten kann (Selbstmanagement).

- Patienten erarbeiten Strategien, um Rückfälle zu vermeiden oder frühzeitig wahrzunehmen.
- Das Umfeld (Partner, Angehörige, Kinder, Arbeitskollegen usw.) wird möglichst oder wenn notwendig in die Therapie mit einbezogen.
- Der Transfer der verhaltenstherapeutischen Maßnahmen in die realen Lebensbedingungen wird sichergestellt« (ebd., S. 271).

Die Konzepte der in Deutschland arbeitenden verhaltenstherapeutischen Institutionen gleichen sich mit Ausnahme einiger Details weitgehend und wurden an mehreren Stellen bereits dargestellt (z. B. Zielke u. a. 1988). Insgesamt ist folgende allgemeine Struktur erkennbar: Jeder Patient wird bei der Aufnahme einem psychologischen oder ärztlichen Bezugstherapeuten sowie einem Co-Therapeuten zugeteilt. Ersterer entwirf zusammen mit dem Patienten zunächst eine möglichst detaillierte *Verhaltensanalyse*, bestehend aus einer möglichst exakten Beschreibung des Problemverhaltens und dessen Bedingungen (z. B. Reinecker 2000a). Anhand der Verhaltensanalyse entwickelt der Bezugstherapeut den individuellen *Behandlungsplan* und führt Einzel- und Gruppentherapien durch. Zusätzlich zu den Einzelgesprächen und der sog. »Problemlösegruppe«, einer meist weitgehend themenoffenen Gruppentherapie mit vorwiegend kognitiven Therapietechniken, zeichnen sich verhaltenstherapeutische Institutionen durch eine Vielzahl an störungsspezifischen Therapieangeboten aus.

> »Der Vorteil multimodularer, störungsspezifischer Gruppenkonzepte liegt in der Standardisierung, d. h. es bestehen inhaltliche Strukturvorgaben im Sinne von Leitlinien. Auch den Patienten sind Zielrichtung und Handlungsräume der Gruppe weitgehend transparent, die Themen sind durch das inhaltliche Behandlungskonzept festgelegt, im Mittelpunkt stehen die psychischen Störungen der Patienten und die Frage danach, wie diese bewältigt werden können. Ständige Themen sind die Therapiefortschritte einzelner Patienten, die Möglichkeiten der Übertragung des Gelernten auf die Umwelt usw.« (Janssen u. a. 1998, S. 272).

Reha-Klinik Carolabad – ein Beispiel
Als Beispiel möge die verhaltenstherapeutisch konzipierte Reha-Klinik Klinik Carolabad in Chemnitz dienen. Sie unterhält u. a. folgende spezialisierte Gruppenprogramme mit flankierenden, ebenfalls symptomspezifisch ausgerichteten zusatztherapeutischen Programmen für Patienten mit
- Angststörungen
- Depressiven Störungen
- Zwangsstörungen
- Schmerzsyndromen
- Tinnitus
- Anorexie und Bulimie
- Adipositas
- Selbstsicherheitstraining (Gruppenprogramm, das in der Verhaltenstherapie als Einziges weitgehend unspezifisch eingesetzt wird)

Für alle o. g. Störungsbilder liegen detaillierte und oft gut evaluierte Therapiemanuals vor, die den Therapeuten als Vorlage für ihre Gruppenstunden dienen. Vielfach auch im stationären Setting ergibt sich allerdings das Problem, dass diese Manuals für derart homogene Patientengruppen »gebaut« sind, wie sie in Kliniken kaum einmal anzutreffen sind. Die meisten Patienten leiden unter komorbiden Störungen, sind nur eingeschränkt therapeutisch motivierbar u.v.m. Dies erfordert eine mit hohem therapeutischen Fingerspitzengefühl vorgenommene Anpassung der Manuale auf die gerade vor einem sitzende Patientengruppe mit dem Nachteil, dass damit die Gesamtevaluation, auf die sich die Anwendung des Programms stützt, wertlos zu werden droht (zum Problem der Manualisierung siehe auch Kap. 15). Therapiemanuale erhalten in stationären Settings oft den Charakter von Heuristiken und Ideensammlungen. Dies gleicht den Nachteil der geringen Personenzentriertheit eines manualgeleiteten Vorgehens aus, allerdings, wie gesagt, auf Kosten der Validität und Reliabilität des Verfahrens.

Eine Ausnahme vom bisher Gesagten bilden die wenigen sehr großen verhaltenstherapeutischen Institutionen, die Patienten mit bestimmten Störungsbildern auf Spezialstationen zusammenfassen und somit recht homogene und »manualgängige« Patientengruppen erreichen. Hier jedoch kommt als Kritikpunkt die mangelnde »Durchmischung« der Patienten zum Tragen, haben sich doch gerade in den in der stationären Therapie dominierenden Gruppenprozessen die oft ganz anderen Sichtweisen von Patienten mit oft ganz anderen Problemen als wichtiger unspezifischer Wirkfaktor erwiesen.

Die Rolle und der Einsatz der sog. Co-Therapeuten zeichnet verhaltensmedizinische Kliniken in besonderem Maße aus. Durch den schon in der Definition des Verfahrens vorkommenden multiprofessionellen Charakter des Verfahrens (s. zuvor) kommt den nicht-ärztlichen/psychologischen Mitarbeitern ein besonderer Stellenwert zu.

> »Als Co-Therapeuten gelten alle auf den Stationen im therapeutischen Team tätigen Mitglieder, die keine selbständige Funktion haben. Der Co-Therapeut arbeitet als Assistent des Therapeuten unter dessen Supervision bei Maßnahmen der Gruppen- und Einzeltherapie« (Zielke & Mark 1994).

Hier unterscheiden sich auch die verhaltentherapeutischen Konzepte klar von den psychoanalytisch orientierten, v. a. wenn diese sich wenigstens z.T. einem bipolaren Modell stationärer Therapie verpflichtet fühlen, das den »Realraum« (Alltagsstrukturierung der Station, aber auch Trainings etc.) den Co-Therapeuten und den »Therapieraum« (Einzel- und Gruppentherapien) den ärztlichen und psychologischen Psychotherapeuten zuteilt.

18.2.3 Zu integrierende Berufsgruppen in der stationären Psychotherapie

Niemand mehr, der heute stationäre Psychotherapie betreibt, kann es sich erlauben, den »unspezifischen« und vielleicht sogar mächtigsten Wirkfaktor dieser Therapieform, die »therapeutische Gemeinschaft« zu vernachlässigen. 1946 entwickelte Main diesen Begriff in der Arbeit mit Soldaten des Zweiten Weltkrieges und versuchte damit sein Ideal einer Gemeinschaft der in therapeutischen Institutionen befindlichen Menschen, seien sie nun Patienten, Behandler oder sonstige Beschäftigte, zu fassen.

Es handelt sich hierbei um ein Mischungsergebnis aus analytischer Gruppenforschung, sozialpsychologischen Überlegungen sowie gruppendynamischen Erkenntnissen.

Was für die Psychiatrie der damaligen Zeit als revolutionär zu gelten hatte, ist durch die konsequente Anwendung psychoanalytischen Gedankenguts längst Standard stationär-psychotherapeutischer Arbeit.

18.2.3.1 Berufsgruppen

Stationäre Psychotherapie bedeutet Therapie durch eine ganze Gruppe von Behandlern. Jeder Einzelne muss sich nicht nur mit seinen Patienten, sondern mit einer stattlichen Zahl von Kollegen auseinandersetzen, die alle auch mit diesen Patienten zu tun haben und sich ihr eigenes Bild von deren optimaler Behandlung machen.

Diese Tatsache erfordert von den in einer psychotherapeutischen Klinik Tätigen ein höheres Maß an sozialer Kompetenz, als dies in einer Einzelpraxis der Fall ist. Der Mitarbeiter bewegt sich innerhalb und zwischen vielfältigen Rollenmustern (vgl. z. B. Vogel 2003 e). So ist zum Beispiel eine Krankenschwester auf ihrem morgendlichen Weg vom Parkplatz in den Gruppentherapieraum einem fast unüberwindlich erscheinenden Rollenwechsel-Stakkato ausgesetzt: Auf dem Weg in die Klinik begegnet sie etwa einer **Kollegin**, sie tauschen sich aus bezüglich organisatorischer Fragen. Im Gang der Klinik kommt ihr eine Praktikantin entgegen. In **Vorgesetztenfunktion** trägt sie ihr die Vorbereitung einer Videoanlage für die Gruppenstunde am Nachmittag auf. Bevor sie sich zum Gruppentherapieraum aufmacht, schaut sie schnell noch bei der Ergotherapeutin, die ebenfalls mit den von ihr betreuten Patienten beschäftigt ist, um im **gleichberechtigten interdisziplinären** Dialog zu erfragen, ob in der gestrigen Ergotherapiestunde etwas besonders Auffälliges passiert sei. Vor dem Gruppenraum trifft sie den Stationsarzt, der mit ihr die Morgenrunde leiten soll. Ihm gegenüber ist sie zumindest in fachlicher Hinsicht in einer **weisungsabhängigen Position**. Während der Gruppensitzung nimmt sie die **Co-Therapeuten-Funktion** wahr, indem sie z.B. einzelne Gruppenmitglieder ermuntert, dem Stationsarzt ihr Anliegen vorzutragen. Ein 15-jähriges, essgestörtes Mädchen kam gestern erst nach 12 Uhr in die Klinik zurück. In **pädagogischer Funktion** weist sie das Mädchen auf ihre Pflichten als Patientin der Klinik hin und droht Konsequenzen an. Für den Nachmittag werden für eine angstgestörte Patientin Verhaltensübungen vereinbart. Die Krankenschwester wird diese alleine und nun als **psychotherapeutische Kraft**, mit der Patientin durchführen. Abends ist eine gemeinsame Freizeitaktivität geplant. Die Schwester wird diese in der Funktion einer **Moderatorin** begleiten. Dazwischen sind Krankenblätter zu vervollständigen und Konsilscheine auszufüllen. Zusammen mit der Stationssekretärin nimmt sie zwischenzeitlich die **Rolle einer Verwaltungskraft** ein, bevor sie bei den mit Antidepressiva behandelten Patienten eine Blutdruckmessung durchführt – nun endlich in **der Rolle der klassischen Krankenschwester**.

Zehn Berufsrollen an einem Tag, dies wird wohl von kaum einem anderen Arbeitsplatz übertroffen. Auch die meisten anderen Berufsgruppen einer psychotherapeutischen Klinik kennen diese Anstrengung.

Um nicht in eine heillose Sprachenverwirrung untereinander und gegenüber den Patienten zu geraten, wird für die stationäre Psychotherapie eine ähnliche Übersetzungsarbeit wie zuvor für die ambulante Therapie dargestellt vorgeschlagen. Allerdings sind die Sprachen, die gesprochen werden weitaus heterogener, was die Integrationsarbeit erschwert.

18.2 Die Therapieschulen in der stationären Psychotherapie

> Integrative stationäre Psychotherapie meint also auch die Anwendung unterschiedlicher therapeutischer Verfahren meist durch Angehörige verschiedener Berufsgruppen. Dazu ist jede geplante Intervention/Therapiemaßnahme auf dem Boden der Basistheorie zu erklären und in deren Sprache zu übersetzen.

Um dieser Aufgabe wenigsten annähernd gerecht werden zu können, sollen die wichtigsten therapeutischen Verfahren – meist angewandt durch Co- oder sogenannte »Zusatz«-Therapeuten jeweils kurz dargestellt werden. Wir verzichten hierbei auf die ausführliche Darstellung der auch in psychodynamischen Settings zunehmend beliebter werdenden reinen verhaltenstherapeutischen Verfahren, da sie im vorherigen Übersetzungsschema aufgehen.

Die folgenden Kapitel sollen auch nicht jeden Tätigkeitsaspekt jeder Berufsgruppe aufgreifen. Vielmehr sollen besonders prägnante und für den integrativen Zusammenhang besonders bedeutsame Aspekte herausgegriffen werden.

Krankenschwester oder Co-Therapeutin? Zur Rolle der Pflegekräfte in der stationären Psychotherapie – Ein Einschub

Eine Besonderheit unter den in einer psychotherapeutischen Institution tätigen Berufsgruppen bilden die Kollegen mit einer primär pflegerischen Ausbildung. Sie können – abgesehen von den rein pflegerischen Aufgaben, die in solchen Klinken eher selten sind – nicht per se einem von ihnen angewandten Verfahren zugeteilt werden, wenn auch in dem Versuch, spezifische, sogenannte »pflegetherapeutische Gruppen« einzuführen, solche Tendenzen erkennbar werden.

Schon Simmel (1993) wies den Pflegekräften seiner ersten psychotherapeutischen Klinik besondere und über das »normale« Berufsbild einer Krankenschwester oder eines Krankenpflegers hinausgehende Aufgaben zu. Inzwischen hat sich das Berufsbild der in einer psychosomatisch-psychotherapeutischen Klinik oder Station tätigen Pflegekraft als das eines »Multifunktions-Talents« etabliert. Im Gegensatz zum psychiatrischen Sektor (z.B. Schädle-Dininger & Villinger 1997) gibt es für diese »krankenpflegerische Spezialgruppe« keine ausreichend breite Literaturbasis, um sich daran zu orientieren. Vielmehr ist es der Initiative der in einer psychotherapeutischen Institution tätigen Pflegekräften überlassen, für sich ein Berufsbild und eine Tätigkeitsbeschreibung zu entwickeln. Ebenfall in großem Kontrast zu ihren psychiatrisch tätigen Fachkollegen, bei denen die Ausbildung zur »Fachpflegekraft Psychiatrie« bereits eingeführt und anerkannt ist, steckt die Entwicklung des Bildes einer »Fachpflegekraft Psychotherapie« noch in den Kinderschuhen und scheint wenig verbreitet. V.a. verhaltenstherapeutische Klinikverbünde versuchen dem mit einer Fachweiterbildung in Verhaltenstherapie abzuhelfen. Anders einige ihrer psychoanalytischen Pendants, die sich mit der Definition von Co-Therapeutenfunktionen anscheinend schwerer tun. Aber auch innerhalb der krankenpflegerischen Berufsgruppe ist der anzustrebende Status umstritten. Jeweils mit dem Argument der stärkeren berufsständischen Profilierung propagiert die eine Gruppe das »Co-Therapeuten«, die andere das »Krankenpflege-Identitäts-Modell«. Beide Versionen sollen hier kurz dargestellt werden:

- Die Verfechter des Co-Therapeuten-Modells haben sich von der Rolle der klassischen Pflegekraft weitgehend verabschiedet. Sie sehen sich als Vertreter einer (neuen) psychologisch-psychotherapeutischen Berufsgruppe und legen Wert auf ihre in oft zahlreichen und qualitativ hochwertigen Lehrgängen erworbenen Zusatzqualifikationen. Ihr Modell weist große Ähnlichkeiten zu dem des »Facharztes für psychotherapeutische Medizin« auf, der zwar auf seine Sozialisation und Grundkompetenz als Mediziner besteht, längst aber »das Stethoskop gegen die Couch« eingetauscht hat. In ihrer Argumentation berufen sie sich wohl zu Recht auf das tatsächliche Tätigkeitsspektrum in einer psychotherapeutischen Institution, das klassisch-krankenpflegerische Arbeiten kaum mehr beinhaltet und wohl auch mehr und mehr in Vergessenheit geraten lässt.

- Einen konträren Standpunkt vertreten die Protagonisten des »Krankenpflege-Identitäts-Modells«. Wie ihre Kollegen im psychiatrischen oder somatischen Bereich versuchen sie deutlich zu machen, dass der Krankenpflegeberuf per se kein medizinischer Hilfsberuf (wie er im Terminus der Co-Therapie ja aufscheinen könnte), sondern ein völlig eigenständiger und vor allem mit den anderen in einer Klinik tätigen Berufsgruppen völlig gleichberechtigter Berufsbereich ist. Praktisch bedeutet dies z. B. ein Beharren auf einer eigenständigen Pflegeplanung, statt sich an einer einzigen und einheitlichen (psychotherapeutischen) Fallkonzeption, Fokusformulierung etc. zu beteiligen. V. a. in psychoanalytischen Settings steht dem aber die psychotherapeutische Gesamtkonzeption entgegen, will man nicht auf ein striktes bipolares Therapiesetting ausweichen.

Es kann und soll an dieser Stelle nicht für oder gegen das eine oder das andere Modell Stellung bezogen werden. Beide Versionen haben Bestechendes für sich, bergen aber auch Probleme. So ist z. B. zu fragen, ob das Co-Therapeuten-Modell denn tatsächlich, wie befürchtet, die Aufgabe einer krankenpflegerischen emanzipierten Berufsidentität bedeuten muss, oder ob nicht auch innerhalb dieses Ansatzes eine Gleichberechtigung mit den anderen therapeutischen Berufsgruppen erreicht werden kann. Jede psychotherapeutisch tätige Krankenschwester und jeder psychotherapeutisch tätige Krankenpfleger muss in Abhängigkeit von seinen persönlichen Vorstellungen einen individuellen Standpunkt entwickeln. Gleichzeitig ist die gesamte Berufsgruppe aber auch aufgerufen, die Diskussion voranzutreiben und den anderen Berufsgruppen gegenüber vermittelbare Konzepte zu entwickeln. Das Finden einer »pflegerisch-psychotherapeutischen Berufsidentität« muss aber auch in – vielleicht manchmal sogar kämpferischer – Auseinandersetzung mit anderen Berufsgruppen erfolgen, denn »die Aufgaben der Pflege in der stationären Psychotherapie sind oft nicht klar und eindeutig von den Tätigkeiten anderer Berufsgruppen abzugrenzen. Dabei erfordert eine konstruktive Zusammenarbeit natürlich eine Rollendiskussion ohne hemmende hierarchische Barrieren« (Lehmann 2001, S. 78).

18.3 Verhaltenstherapeutische Verfahren

Der Einsatz verhaltenstherapeutischer Verfahren im stationären psychodynamischen Setting erfolgt zum allergrößten Teil mittels symptomspezifischer Gruppen, die dem sonstigen therapeutischen Programm meist additiv hinzugefügt werden. Es sind dies v. a.

- Angst- und Zwangsgruppen
- Depressionsgruppen
- Essstörungsgruppen

- Schmerz- und Tinnitus-Gruppen
- Fertigkeitentrainings
- Selbstsicherheitstrainings

In Ausnahmefällen erhalten Patienten mit spezifischen Störungen auch einzeltherapeutische verhaltenstherapeutische Maßnahmen (z. B. ein Konfrontationstraining), die dann entweder von einem spezifisch für diese Belange eingestellten (meist psychologischen) Mitarbeiter oder aber auch von Co-Therapeuten durchgeführt werden. Die hierfür relevanten Verfahren sind zum großen Teil in Kapitel 14 dargestellt, es existieren allerdings bereits spezifisch auf das stationäre Setting abgestimmte Therapieprogramme (z. B. Borgart & Meermann 2004).

Literatur

Pitschel-Walz, G., Bäuml, J., Kissling, W. (2003): Psychoedukation Depression
Alsleben, U., Weiss, A., Rufer, M. (2003): Psychoedukation Angst- und Panikstörungen
Hornung, W. P. (2004): Psychoedukation Zwangsstörung
Linke, W. (2001): Posttraumatische Belastungsstörungen
Vogel, R. & Wendler, S (2000, 2001): Chronischer komplexer Tinnitus

18.4 Kunst und Gestaltungstherapie

18.4.1 Theorie und Einführung in das Verfahren

Die beiden Begriffe Kunst- und Gestaltungstherapie werden oft synonym verwendet, seltener auch in deutlicher Abgrenzung voneinander. (Zur Geschichte des Verfahrens sei an dieser Stelle das Buch von Menzen, 2000, empfohlen.)

Vielfach dürfte sich auch die Ausbildungsstruktur unterscheiden. Kunsttherapeuten sind von ihrer Ausbildung und ihrem Selbstverständnis, nicht selten – ähnlich dem Werdegang von Musiktherapeuten – primär gestaltende Künstler, die dann eine entsprechende therapeutische Ausbildung absolvieren. Gestaltungstherapeuten hingegen sind häufig erfahrene Ergotherapeuten, die ihr Verfahren zunehmend als beengend erleben und sich in dementsprechenden Ausbildungsgängen zusätzlich schulen. Auch in der konkreten Arbeit scheint dieser Unterschied immer wieder vorsichtig relevant zu werden. So entsteht nicht selten der Eindruck, Gestaltungstherapeuten strukturieren ihre Therapiesitzungen stärker, arbeiten mehr mit vorgegebenen Themenstellungen und setzen mehr Gewicht auf eine verbale, meist tiefenpsychologisch ausgerichtete therapeutische Nachbereitung des Gestaltungsprozesses und des Gestalteten, als dies bei Kunsttherapeuten der Fall zu sein scheint. Hier wird das Augenmerk stärker auf die heilende Wirkung des künstlerischen Schaffens selbst gelegt. Doch, wie gesagt, diese Unterschiede sind graduell und viele Autoren fassen beide Verfahren unter eine Überschrift (z. B. Schottenloher 2000) und betonen primär ihre Gemeinsamkeiten: »Kunst- und Gestaltungstherapie bietet Freiraum und Spielraum für den Ausdruck, das Entdecken und die Gestaltung eigener Wirklichkeit. Im künstlerischen Gestaltungsprozess verbinden sich innere und äußere Bildwelten, inneres Erleben wird auf der Bildebene in die äußere Realität transportiert und integriert. Die eigenen Ausdrucks- und Gestaltungsmöglichkeiten spiegeln dem Gestaltenden die individuellen Qualitäten und Grenzen. Die Auseinandersetzung mit Materialien stellt den Gestaltenden vor äußere Bedingungen. Zwischen diesen Polen wird der eigene Gestaltungsspielraum erfahrbar. Darüber hinaus lässt der Gestaltungsprozess Wandlung und Entwicklung als selbstgesteuerten Prozess erleben und macht dieses Potential beziehungsweise seine Einschränkungen greif- und sichtbar, das heißt auch kommunizierbar« (Soppa & Zucker 1997, S. 591).

Neben rein künstlerischen Betrachtungsweisen ist es v. a. die Psychoanalyse, die der Kunst- und Gestaltungstherapie seit ihrer Entstehung ihren theoretischen Bezugsrahmen gibt. Dabei wird sich weniger an den kunsttheoretischen Schriften Freuds (z. B. »Eine Kindheitserinnerung des Leonardo da Vinci« 1910), sondern vielmehr an den Ausführungen Jungs (vgl. u. a. Jacobi 1992) orientiert, der als erster Psychotherapeut gestalterische Mittel in den ansonsten verbal dominierten psychoanalytischen Behandlungsprozess einbrachte und jungianische Analytiker zählen bis heute zu den wichtigsten Autoren und Praktikern auf dem Gebiet des Einsatzes künstlerischer Mittel in der Psychotherapie (z. B. Riedel 1992). Parallel dazu entwickelte sich allerdings auch eine anthroposophische Schule der Kunsttherapie (z. B. Golombek 2000), die inzwischen v. a. auch in psychiatrischen Kliniken ihren Platz fand.

18.4.2 Spezifika der Kunst- und Gestaltungstherapie im stationären Kontext

»Ich bin künstlerisch total unbegabt«. Mit diesen Worten treten Patienten nicht selten in die Beziehung zu ihrem Kunst- oder Gestaltungstherapeuten ein, und dies oft schon Tage vor dem eigentlichen Kontakt, allein als Reaktion auf das Auftauchen einer entsprechenden Therapiesitzung auf dem Therapieplan. Trotz aller verbaler Aufarbeitung des Geschaffenen (über den Umfang dieser Aufarbeitung besteht in Fachkreisen durchaus Uneinigkeit) ist es doch das Tun mit kreativen Mitteln, das die Andersartigkeit künstlerischer Verfahren auszeichnet, so dass wohl ein guter Kunst- oder Gestaltungstherapeut versuchen wird, auf diese erste Einlassung des Patienten mit den Mitteln des Verfahrens zu antworten. Dies geschieht z. B. durch die knappe Aufforderung, »künstlerische Unbegabtheit« auf ein Blatt Papier zu bringen. Das Spielerische und Leichtfüßige, das Beispielen dieser Art oft anhaftet, täuscht über die innere Dramatik hinweg, die sich bei den Patienten vor, während oder nach dem Gestaltungsprozess einstellen kann. Der Kunst- und Gestaltungstherapeut steht den inneren oder nach außen transportierten affektiven Dramen seines Patienten mit wenig unmittelbarer Einflussmöglichkeit gegenüber. Während Musik- oder auch Körpertherapeuten im Repertoire ihrer Therapieverfahren auch über unmittelbar stützende, haltende oder auch nur Empathie signalisierende Techniken verfügen, ist dies in der kunsttherapeutischen Sitzung – mit Ausnahme der wenigen dialogischen Maltechniken – nur selten der Fall. Kunst- und Gestaltungstherapeuten müssen auf die Heilkraft des Gemalten und des schöpferischen Akts vertrauen und gleichzeitig, wollen sie nicht in deine lediglich kreativtherapeutisch getriggerte Verbaltherapie abgleiten, mehr unmittelbare Ohnmacht aushalten, als dies bei anderen Therapieverfahren der Fall ist. Kontinuierliche Supervision tut hier besonders Not.

Die theoretischen Grundannahmen von Kunst- und Gestaltungstherapie stehen, wie beschrieben, in den allermeisten Fällen in psychoanalytischer (auch analytisch-jungianischer, z. B. Henzler & Riedel 2004) Tradition, daher kommen sie »hauptsächlich in Behandlungseinrichtungen mit psychoanalytisch orientiertem Konzept im Rahmen eines Gesamtbehandlungsplanes« zur Anwendung (Bonstedt-Wilke & Rüger 1997, S. 396). Doch auch die Zusammenarbeit mit Psychoanalytikern stellt für Kunst- und Gestaltungstherapeuten keine leichte Übung dar, sind diese doch durch die psychoanalytische Kunsttheorie, die von Freuds da Vinci Betrachtung bis zu heutigen modernen Ansätzen (z. B. Schneider 1999) einen wichtigen psychoanalytischen Identitätsbaustein bedeuten, für unmittelbar kreativtherapeutisches Arbeiten zwar aufgeschlossen, aber auch »verdorben«.

Der Kontakt zum therapeutischen Team und die Vermittlung des eigenen Tuns an dieses gelingt Kunst- und Gestaltungstherapeuten trotzdem meist gut, da sie, im Gegensatz zu den anderen stationären Therapieverfahren, den Vorteil innehaben, das »Produkt« der therapeutischen Interaktion, Bild oder Skulptur in die Teamsitzung mitzubringen (zur Darstellung konkreter kunsttherapeutischer Praxis vgl. u. a. Trüg & Kersten 2002).

18.5 Musiktherapie

18.5.1 Theorie und Einführung in das Verfahren

> »Ein Leben ohne Musik kann sich kaum jemand vorstellen. Musik begleitet den Menschen von der vorgeburtlichen Zeit bis hin zum Sterbebett. Kulturen ohne Musik hat es nie gegeben. Funde aus der Vor- und Frühgeschichte, wie Rasseln, Trommeln oder Flöten, belegen, dass bereits damals Musik gemacht wurde, sicherlich auch zu Heilzwecken«
> (Kraus 1998b, S. 13).

Vielfach auch von Seiten der Psychoanalyse gibt es eine eingehende und detailreiche Beschäftigung mit dem Thema Musik (z. B. Oberhoff 2002).

In der Musiktherapie verbindet sich die archaische Kraft der Musik mit dem Anliegen zu heilen. Sie stellt gleichzeitig eine der ältesten wie auch eine der zeitgemäßesten Formen therapeutischen Handelns dar. Sie ist aus der bundesdeutschen Psychiatrie und auch aus der stationären Psychotherapie nicht mehr wegzudenken. Letzteres ist v. a. den inzwischen zahlreichen Bemühungen zu verdanken, die Musiktherapie zu beforschen und ihren Prozess und ihre Ergebnisse zu evaluieren (z. B. Aldridge 1999, Bolay 1996).

»Musiktherapie ist ein tiefenpsychologisches Verfahren, das in der stationären und ambulanten psychosomatischen, psychotherapeutischen Behandlung zur Anwendung kommt. Im Mittelpunkt steht die gemeinsame Improvisation von Patient(en) und Therapeut, in der sich im freien Spiel seelische Prozesse abbilden und verändern. Mit Hilfe von musikalischen Gestaltungen wird ein unmittelbarer Zugang zum emotionalen Erleben ermöglicht. Das Spiel kann auch inhaltlich zielgerichtet sein auf das Darstellen von:

- aktueller Befindlichkeit
- Assoziationen zu emotionalen Inhalten
- Konfliktmaterial
- Träumen« (Sondermann 1996, S. 591).

Doch diese scheinbar so eindeutige Definition trügt: Es gibt nicht *die* Musiktherapie und auch die Ausbildungsstrukturen sind uneinheitlich, reichen von vollständigen Studiengängen mit anerkanntem Diplomabschluss (z. B. an den Hochschulen in Berlin, Hamburg oder Herdecke) bis hin zu einzelnen Kursen. Aber auch theoretisch und inhaltlich sind die einzelnen musiktherapeutischen Richtungen äußerst heterogen, so dass einigen Autoren (z. B. Decker-Voigt 2001) bereits eine »integrative Musiktherapie«, als Versuch verschiedene Strömungen zusammenzufassen, vorschwebt (z. B. Frohne-Hagemann 1999). Auch die ehemalige DDR brachte seit den 1960er-Jahren eine eigene musiktherapeutische Entwicklungslinie auf den Weg, die sog. »regulative Musiktherapie«, die mit dem Namen Christoph Schwabe eng verbunden ist, der sich zunächst einem lerntheoretischen Ansatz am nächsten sah (vgl. u. a. Schwabe & Röhrborn 1996).

Über die Geschichte der Musiktherapie wurde bereits einiges geschrieben (z. B. Strobel & Huppmann 1997), und auch die Anwendungsmöglichkeiten und Wirkungsweisen dieser therapeutischen Methode wurden bereits hinlänglich dargestellt (z. B. Cambel 2000). Es soll daher an dieser Stelle genügen, die vier großen Anwendungsweisen musiktherapeutischen Handelns kurz zu erläutern.

a) Rezeptive Musiktherapie

Gerade die heilenden Kräfte klassischer Musik sind fast schon kulturelles Allgemeinwissen (z. B. Merritt 1998) und der Esoterikmarkt boomt und preist asiatische, keltische oder gregorianische Klänge als Wundermittel gegen fast alle Erkrankungen an.

Rezeptive Musiktherapie im Rahmen »seriöser« psychotherapeutischer Arbeit gliedert sich auf in das »Für-Spielen« (s. unten), bei dem der Therapeut für den Patienten musiziert, und in das gemeinsame Hören und therapeutische Bearbeiten von ausgewählten Musikstücken. Dabei wird der Fokus auf das Erspüren auftauchender Emotionen, Bilder und Erinnerungen gelegt, die dann in einem tiefenpsychologischen Gesamtverständnis zu den aktuellen und unbewussten Konflikten in Beziehung gesetzt werden.

b) Aktive Musiktherapie

Aktive Musiktherapie zeichnet sich dadurch aus, dass der Patient selbst zum Instrument greift.

> »Ein Spezifikum der aktiven Musiktherapie ist die handelnde Beziehung von Patient und Therapeut. Begegnung findet im Spielraum der gemeinsamen musikalischen Improvisation und im vor und nach dem Spiel stattfindenden Gespräch statt. Dabei geschieht ein Be-greifen, ein zur Sprache bringen der im Spielprozess und in den auftauchenden intrapsychischen und interpersonellen Phänomenen gemachten Erfahrungen« (Langenberg 1997, S. 402).

Dabei sind die Handlungsspielräume sowohl der Patienten als auch der Therapeuten unterschiedlich weit gesteckt. Beschränken sich die einen z. B. ausschließlich aufs Klavier, so benutzen die anderen eine möglichst breite Auswahlpalette und ihr Therapiezimmer steht voll von Rhythmus- und Melodieinstrumenten. Auch hier können zwei grobe Formen unterschieden werden:

- freie Improvisation (z. B. Hegli 1993)
- aktive Musiktherapie mit Themen und Vorgaben

c) Das Gespräch in der Musiktherapie

Das therapeutische Gespräch im Rahmen musiktherapeutischen Handelns dient – wenn es denn nicht gänzlich abgelehnt wird – der Aufarbeitung des während des Musizierens bzw. Hörens Erlebten und dessen Einordnung in die Symptom und Konfliktdynamik der Patienten. V. a. im Rahmen gruppentherapeutisch durchgeführter Musiktherapie verlangt das therapeutische Gespräch zusätzliche psychotherapeutische Kompetenzen.

Da Musiktherapie im Rahmen eines Gesamtkonzeptes angewandt wird, ist die Aufgabe des Gesprächs nicht zuletzt auch der Retransfer des musiktherapeutisch Erlebten in die anderen Therapieformen. So kann z. B. der Patient dazu angeregt werden, das auftauchende Thema in der kommenden tiefenpsychologischen Gruppentherapie anzusprechen oder in der Kunsttherapie ein Bild dazu zu gestalten (vgl. zu diesem Thema u. a. Hegli 1989).

d) Musik als Medium therapeutischer Kontemplation

Vielfach auch in (jungianisch-) psychoanalytischen Therapien kommt der Musik und ihren Texten ein weiterer, bisher von der »offiziellen Musiktherapie« noch wenig rezipierter Stellenwert zu: Es handelt sich um die Nutzung von (meist Teilen von) Musikstücken, Opern etc., ähnlich der Bearbeitung von Träumen, v. a. aber von Mythen und Märchen. Als Beispiel sei H. Remmlers Betrachtung von »Sterben und Tod in der Musik Bachs und Mozarts« genannt, in der der Autor anhand der Musik und der Lyrik aus einem Requiem und einer Messe von Mozart und der Matthäuspassion von Bach auf die notwendige Auseinandersetzung mit dem Tod im Individuationsprozess eingeht (Remmler 1998).

Nicht zur Musiktherapie im engeren Sinn gerechnet wird hier der lediglich euthyme Aspekt von Musik. Musiktherapie als psychotherapeutisches Verfahren kann sich nicht im Anhören erbaulicher Klänge erschöpfen, ohne dem Verfahren jegliche therapeutische Definierbarkeit zu entziehen.

Die Nutzung dieser verschiedenen musiktherapeutischen Behandlungsformen ist von Schule zu Schule verschieden. Während die einen die rezeptive Musiktherapie überhaupt nicht gelten lasen wollen, sind die anderen von ihr als Hauptverfahren überzeugt. Auch die Anwendung des Verfahrens als Gruppen- oder Einzeltherapie ist – leider – nicht nur auf differentialindikatorische Überlegungen, sondern nicht selten auf fast ideologisch anmutende Behauptungen gegründet.

18.5.2 Spezifika der Musiktherapie im stationären Kontext

Natürlich spielt die therapeutische Beziehung zwischen Klient und Therapeut auch in der Musiktherapie eine zentrale Rolle. Den ersten Gedanken, die Beziehung sei evtl. nicht ganz so unmittelbar, weil je schließlich ein Medium, das der Musik, zwischen den interagierenden Personen waltet, kann man aber getrost wieder fallen lassen. Die therapeutische Beziehung wird durch das Medium Musik – nimmt man einmal einige Formen der rein rezeptiven Musiktherapie (s. zuvor) aus – eher intensiviert. Dies gilt für das gemeinsame Spiel, wie auch für das »Für-Spielen« (Timmermann 1998), eine Form der rezeptiven Musiktherapie, bei der der Therapeut spontan für den Patienten improvisiert. In beiden Fällen ist der Therapeut unmittelbar mit seiner gesamten Person in den therapeutischen Prozess involviert.

18 Integration in der stationären Psychotherapie

Im Rahmen stationärer Psychotherapie kommt der Beziehung zum Musiktherapeuten nicht selten auch deshalb ein besonderer Stellenwert zu, da dieser von den Patienten oft als etwas außerhalb des therapeutischen Teams stehen gesehen wird. Mit ihm können dann Übertragungsfiguren besprochen werden, die im direkten Kontakt mit den jeweils involvierten Teammitgliedern außen vor bleiben müssten. Dem Musiktherapeuten kommt dann, ähnlich anderen »Kreativtherapeuten« die Aufgabe der Vermittlung klärender und auch deutender Aktivitäten des therapeutischen Teams zu.

Der Platz der Musiktherapie im Rahmen eines stationär-psychotherapeutischen Gesamtkonzeptes ist der einer Zusatztherapie neben den verbalen und sonstigen kreativ-therapeutischen Verfahren. Eine Anwendung als alleinige Heilungsmethode ist nicht beabsichtigt, wie die Definition der maßgeblichen Deutschen Gesellschaft für Musiktherapie (DGMT) deutlich macht:

> »Musiktherapie ist die gezielte Anwendung der Musik oder musikalischer Elemente, um therapeutische Ziele zu erreichen. Wiederherstellung, Erhaltung und Förderung seelischer und körperlicher Gesundheit. (...) Um dies zu erreichen, verfolgt der geschulte Musiktherapeut die Behandlungsziele, die er mit dem therapeutischen Team oder dem behandelnden Arzt zusammen mit dem Patienten entwickelt hat« (DGMT 1991, zit. nach Landenberg 1998, S. 399).

Musiktherapie als Hauptverfahren ist lediglich bekannt von Entwicklungen in der ehemaligen DDR, die sich bis in die heutige Zeit halten konnten (z. B. Schwabe & Röhrborn 1996). Es handelt sich bei dieser sogenannten »regulativen Musiktherapie« jedoch nicht um ein klassisches musiktherapeutisches Vorgehen, wie es etwa an den zuvor genanten Hochschulen vermittelt wird.

Der Status einer »Zusatztherapie« soll dabei in keinster Weise die Bedeutung des Verfahrens schmälern. Im Gegenteil: Praktisch erfahrenen psychotherapeutisch Tätigen ist durchaus der Umstand bekannt, dass »im Bewusstwerdungsprozess die mehr non-verbalen Therapieverfahren, insbesondere im Vergleich mit den mehr verbalen Verfahren voran schreiten« (Becker 1988, S. 39).

Die Musiktherapie erschließt sich nicht ohne weiteres den außenstehenden Beobachtern, auch wenn sich mehr und mehr Autoren um eine entsprechende Vermittlung bemühen (z. B. Bunt 1998). Musik als Sprache bleibt zunächst fremd im Rahmen einer psychotherapeutischen Institution, sind doch die Wirkungsweisen psychotherapeutischer Intervention traditionell dem gesprochenen Wort geschuldet. So ist es auch die vordringlichste Aufgabe des Musiktherapeuten in einer psychotherapeutischen Institution, sich um die »Übersetzung« seines Verfahrens in eine vom restlichen Team verstandene Sprache zu bemühen, will er nicht als Einzelkämpfer ohne wirklichen Kontakt zum sonstigen therapeutischen Geschehen arbeiten. Von diesem Einzelkämpfertum können namentlich diejenigen Therapeuten berichten, denen auch in der Therapiestunde das gesprochene Wort wenig zählt (z. B. Vertreter anthroposophisch orientierter Musiktherapie; z. B. Felber u. a. 2000). Eine gemeinsame Grundsprache finden v. a. psychoanalytisch orientierte Musiktherapeuten (z. B. Engelmann 2000), und in psychoanalytischen Institutionen hat die Musiktherapie dann wohl auch ihren sichersten Platz im und höchsten Stellenwert im Gesamtbehandlungsplan errungen (z. B. Draugelates 2001).

Besonders verhaltenstherapeutische Institutionen drängen die Musiktherapie oft zu stark in eine nebensächliche Außenposition. Dies liegt daran, dass die Verhaltenstherapie über keine ausreichende Sprache verfügt, die die in einer Musiktherapie ablaufenden Prozesse erfassen könnte.

Abschießend noch einige Überlegungen zur Indikation der Musiktherapie im Rahmen stationärer Psychotherapie. Die musiktherapeutischen Protagonisten konnten sich bisher nicht auf einen einheitlichen Indikationskatalog ihres Verfahrens einigen und die Darstellungen dazu bleiben oft nebulös. Die Indikationsentscheidung ist daher immer im Einzelfall zu treffen. Dies gilt auch für Konzeptionen, in denen die Musiktherapie (dann v. a. als Gruppenverfahren) zum integralen Bestandteil des Therapiekonzeptes gehört. Der nicht selten (aber natürlich bei weitem nicht immer) regressive Charakter einiger Formen von Musiktherapie kann für manche Patienten zu bestimmten Zeiten ihres Therapieprozesses kontraindiziert sein.

Nach den Erfahrungen des Autors ist an eine Musiktherapie v. a. zu denken bei
- Patienten mit erheblichem sprachlichen Symbolisierungsdefizit, z. B. psychosomatisch erkrankten Menschen
- Patienten mit mittleren bis schweren zwischenmenschlichen Kontaktstörungen und basalen Kommunikationsdefiziten
- Patienten mit Impulskontrollstörungen (z. B. »Rhythmusgruppe«; Draugelates 2001)
- Patienten mit starkem »Widerstand« gegen den Kontakt mit unbewussten eigenen Anteilen
- Patienten mit gutem verbalen Repertoire, ohne spürbare affektive Beteiligung

Eher problematisch hingegen scheint die Anwendung musiktherapeutischer Behandlungen bei Patienten mit ausgesprochenen eigenen Musikkenntnissen zu sein.

18.6 Körpertherapeutische Verfahren

18.6.1 Theorie und Einführung in die Verfahren

Die Einbeziehung des Körpers als Diagnostikum, aber auch als primären Ansatzpunkt therapeutischer Intervention, hat v. a. in der Psychoanalyse eine lange Tradition, die fast bis zu ihren Ursprüngen zurückreicht. Besonders der Freud-Schüler Wilhelm Reich (z. B. 1994) befasste sich mit der »Körperlichkeit« psychischer Störungen und bezahlte dieses Engagement mit seiner Ächtung innerhalb der psychoanalytischen Community. Seitdem haben körperorientierte Psychotherapiemethoden nie mehr den Zugang zum »Mainstream« der Psychotherapie gefunden, auch wenn viele Psychotherapeuten sich – nicht selten hinter vorgehaltener Hand – körpertherapeutischer Interventionen, integriert in ein primär verbal-zentriertes Behandlungsverfahren, bedienen (z. B. Moser 1994). Die bekanntesten körpertherapeutischen Therapieschulen stellen in der Weiterentwicklung der Vegetotherapie Reichs die Bioenergetik (z. B. Lowen 1986) sowie die Gestalttherapie dar, die beide den Anspruch in sich geschlossener, hinreichend in ihrer Effektivität nachgewiesener und deshalb der Psychoanalyse und Verhaltenstherapie prinzipiell gleichzustellender therapeutischer Systeme erheben.

Von diesen Therapieschulen abzugrenzen sind diejenigen körpertherapeutischen Verfahren, die vorwiegend innerhalb stationärer Settings eingesetzt und in ihrem Status als »Zusatztherapien« der Musik- und Kunsttherapie etwa gleichgestellten Therapieverfahren, um die es in diesem Kapitel vorrangig gehen soll.

Innerhalb der stationären Psychotherapie haben körpertherapeutische Verfahren v. a. in tiefenpsychologisch fundiert arbeitenden Kliniken ihren Platz, wobei vereinzelt auch Verhaltenstherapeuten versuchen, die Sinnhaftigkeit körpertherapeutischer Ansätze innerhalb ihres Settings zu begründen (z. B. Dubrawa 1991).

Die drei im stationär-psychotherapeutischen Setting wichtigsten körpertherapeutischen Verfahren sind die konzentrative Bewegungstherapie, die funktionelle Entspannung und die unterschiedlichen Formen der analytischen Körpertherapie.

Vielfach auch der konzentrativen Bewegungstherapie ist die weitgehende Etablierung körpertherapeutischer Verfahren in stationärer Psychiatrie und Psychotherapie zu verdanken. Daneben hat sich in den letzten Jahren die tiefenpsychologische Körper- und Tanztherapie (z. B. Trautmann-Voigt & Voigt 1997) und als Unterform z. B. die »bewegungsanalytische Therapie« (z. B. Laban 1988, Rick 1989) profiliert. Millonig u. a. (1997) fassen den theoretischen Hintergrund des Verfahrens folgendermaßen zusammen: »Die Methode der Bewegungsanalyse erlaubt es, mittels Protokoll und Analyse der beobachtbaren Bewegungen eine Aussage über die Bevorzugung oder Vermeidung von Bewegungen und der Art von Bewegungsbeziehungen zu machen. Dieses sichtbare und individuelle Bewegungsprofil ist Grundlage des Bewegungsbefundes, der diagnostische Aussagen über Fixierungen oder Defizite im weitgehend unbewussten Körperbild ermöglicht. Das Körperbild repräsentiert die Summe unbewusster Wahrnehmungen vom eigenen Körper und beeinflusst daher das Selbstkonzept und die Auffassung von Beziehungen zur Umwelt« (ebd., S. 116).

18.6.2 Spezifika der körperorientierten Verfahren im stationären Kontext

Es ist an dieser Stelle nicht der Platz, das therapeutische Vorgehen körpertherapeutischer Behandler darzustellen. Ausführliche und aufschlussreiche Falldarstellungen wurden bereits veröffentlicht (vgl. z. B. Voigt & Trautmann-Voigt 2001). Auch innerhalb der verschiedenen körpertherapeutischen Richtungen bestehen oft erhebliche Unterschiede in der Beziehungsgestaltung. Die Kontroverse, ob und wenn ja, wie Berührungen in körpertherapeutischen Behandlungen einen Platz finden sollten, legt dafür beredtes Beispiel ab. Gemeinsam ergeben sich für diese Verfahren allerdings folgende Problemstellungen:

- Der Therapeut exponiert sich im Vergleich mit anderen Psychotherapiemethoden in erhöhtem Maße.
- Wegen dieser erhöhten Exposition wirken Übertragungs- und Gegenübertragungs-Effekte oft unmittelbarer und damit heftiger auf die am psychotherapeutischen Prozess beteiligten Personen.
- Die »Modellfunktion« des Therapeuten spielt wegen der Sichtbarkeit auch seiner eigenen Bewegungsmuster eine große Rolle.
- Patienten zeigen in körperorientierten Verfahren oft einen erhöhten Anfangswiderstand, da in unserer Gesellschaft ein hohes Maß an körperlicher Kontrolliertheit gefordert ist.

> »TherapeutInnen für Konzentrative Bewegungstherapie (KBT), Kunst, Musik oder Tanz haben oft eine andere Sozialisation als die medizinische, viele von ihnen haben

unterschiedliche humanwissenschaftliche Studiengänge absolviert, haben eigenständige Handlungs- und Beurteilungskompetenz erworben, sie haben ein breites Spektrum verschiedener Grundberufe und Arbeitsfelder und sind nicht so wie medizinische und Pflegeberufe in die Krankenhaushierarchie integriert (z. B. gibt es keine eindeutige tarifliche Eingruppierungskategorie im BAT/AVR). Damit sind sie in einem Team im Krankenhaus Störfaktor – oder kreatives Potential« (Schreiber 2000, S. 127).

Diese Einschätzung einer erfahrenen stationär tätigen Bewegungstherapeutin macht die grundsätzlichen Gemeinsamkeiten der kreativtherapeutischen Tätigkeit im stationären Rahmen, wie sie zuvor bereits unter den Kapiteln Musik- sowie Kunst- und Gestaltungstherapie dargestellt wurden, deutlich.

18.7 Integrationsarbeit in der stationären Psychotherapie

Integrative Arbeit im stationären Kontext erfolgt auf zweierlei Ebenen. Zum einen hat sie im stationären Team stattzufinden. Es handelt sich also um eine vorwiegend zwischenmenschliche Aufgabe. Zum anderen bewegt sie sich, wie in der ambulanten Therapie auch, auf der Ebene der zu integrierenden Schulrichtungen. Hierfür dient, der vorherigen Definition von stationärer Psychotherapie entsprechend, das unten angeführte Übersetzungsschema. Übersetzungsarbeit ist aber auch die Hauptaufgabe der Teamarbeit, so dass die Hoffnung besteht, mittels einer systematisierten Übersetzungsarbeit auch die komplizierten stationären Teamprozesse zu erleichtern.

18.7.1 Integrationsarbeit auf der Ebene des therapeutischen Teams

Stationäre Psychotherapie ist *immer* Teambehandlung. Der diesbezügliche Unterschied zwischen den Institutionen besteht lediglich im Ausmaß der expliziten Berücksichtigung dieser Tatsache.

Zahlreiche Veröffentlichungen v. a. psychoanalytischer Kliniker liegen inzwischen für das Gebiet vor (z. B. Stephanos 1973, Barde & Mattke 1991). In jüngster Zeit kommen methodisch aufwendige qualitative Studien hinzu und liefern wertvolle Erkenntnisse über die in therapeutischen Teams ablaufenden Mikroprozesse (z. B. Oevermann 1993).

Unter strukturellen Gesichtspunkten lassen sich Teams in stationär-psychotherapeutischen (und wohl auch psychiatrischen) Rahmen in fünf Typen unterteilen, die im Folgenden näher dargestellt werden sollen.

a) Das formell hierarchisierte Team

Dieser Teamtypus ist gekennzeichnet durch eine autoritäre Führungsstruktur bei klarer Weisungshierarchie, die nicht nur »auf dem Papier« besteht, sondern den Umgang der Teammitglieder untereinander bestimmt. Die Weisungshierarchie ist institutionell vorgegeben und nicht disponibel. Entsprechend der Weisungshierarchie ist die Verantwortungsverteilung so konzipiert, dass sie sich von unten nach oben verbreitet. Teamkonferenzen dienen hier vorwiegend dem Weitergeben von

Anweisungen von oben nach unten sowie der Vermittlung von Information von unten nach oben. Diskussionen werden entweder gering gehalten oder erhalten eine »Pseudo-Qualität«, da ohnehin von Anfang an feststeht, wer hier die relevanten Entscheidungen trifft. Je weiter »unten« das einzelne Teammitglied in der formellen Hierarchie angesiedelt ist, desto geringer wird sein Entscheidungs- und Verantwortungsspielraum, d. h. (im Marxschen Sinne) desto selbstentfremdeter ist seine Tätigkeit und desto mehr wird er Vollstrecker von Anweisungen. Formal zeichnen sich diese Teams oft durch eindeutige und in ihrer Bedeutung hochgeschätzte Arbeitsplatzbeschreibungen aus, an denen sich die Teammitglieder ausrichten.

Der dominierende Affekt in diesem Team ist die Angst, die sich auf den unterschiedlichen Hierarchieebenen unterschiedlich auswirkt. Die Angst des Vorgesetzten führt etwa zu einem vermehrten Kontrollbedürfnis und einer autoritären »Befehlsstruktur« mit Dienstanweisungen (die Zahl der schriftlich an die Teammitglieder verteilten Dienstanweisungen kann direkt als Gradmesser für den Verwirklichungsgrad dieses Teamtyps gelten), die Angst des »einfachen Teammitglieds« zeigt sich in starrer Normenorientierung und Ausrichtung an ebendiesen, möglichst schriftlich vorliegenden Dienstanweisungen.

Während die Vorteile eines Teamtyps dieser Art schwer auszumachen sind (eine rasche Anweisungsverteilung und eine zumindest vordergründige Eindeutigkeit der Kommunikation wären hier anzuführen) liegen die Nachteile auf der Hand. Teamstrukturen dieses Typs sind unflexibel und wenig patientenzentriert. Angst als dominierender Affekt führt zu einem manchmal fast »paranoid« anmutenden Institutionsklima ohne gegenseitiges Vertrauen. »Absicherung nach oben« spielt eine große Rolle und die Therapie wird starr und eindimensional (»Das entscheiden wir alles bei der nächsten Chefvisite«).

b) Das informell hierarchisierte Team

Der dominierende Typus eines therapeutischen Teams wird – zumindest in der Konstituierungsphase des Teams – maßgeblich vom Teamleiter bestimmt. Wenig autoritäre Team- oder Institutionsleiter ermöglichen in ihren Teams die Herausbildung individueller und kontinuierlich weniger an der formalen Hierarchiestellung orientierter Strukturen, die, im optimalen Falle, nicht zu einem Chaos im Team, sondern zu einem patientenzentrierten Einsatz der Teamressourcen führen. Eva Jaeggi beschrieb bereits 1983 eine sogenannte »informale Professionalisierungshierarchie«, bei der Kompetenz, Berufserfahrung, Zugehörigkeitsdauer etc. die Position des einzelnen Teammitglieds (mit-)bestimmt. Natürlich ist eine informelle Teamstruktur auch in den Phantasien des formell strukturierten Typ-A-Teams zu vermuten. Sie wird jedoch durch die starren und autoritär durchgesetzten formalen Strukturen überlagert, kommt nicht »nach oben« und fristet so nicht selten ein zermürbendes und Unzufriedenheit schaffendes Unterweltdasein mit der Folge wenig funktionsfähiger therapeutischer Teams.

Voraussetzung für die Herausbildung und Bewusstmachung informeller Teams ist ausreichende Zeit (stabile Teams mit geringer Fluktuation) und gegenseitiges Vertrauen auch über die formellen Hierarchieebenen hinweg. Von dem Teamleiter ist die Souveränität zur Abgabe von Entscheidungsbefugnissen und in manchen Fällen auch zur Hintenanstellung eigener Ansichten gefordert. Um allerdings nicht ein »Entscheidungsvakuum« entstehen zu lassen, ist von ihm auch die jederzeitige Bereitschaft der Entscheidungsübernahme gefordert. Dies alles zeigt auf, dass es sich beim Leiter eines weitgehend informell hierarchisierten Teams nicht, wie manchmal behauptet, um eine schwache Leitfigur handeln darf. Funktioniert der Aufbau, die Reflexion und die Nutzung einer informellen Hierarchisierung, so kann dies für die behandelten Patienten einen großen Nutzen bedeuten. Die für das jeweilig anstehende Problem kompetentesten Mitglieder des Teams übernehmen die Expertenrolle im Teamgespräch, die Zuteilung der Patienten zu den einzelnen Therapeuten erfolgt nach Kompetenz und Wissen um die gegenseitigen Stärken und Schwächen. Eine wirklich patientenzentrierte Teamarbeit erfordert zumindest in weiten Teilen eine Typ-B-Strukturierung.

c) Das psychodynamisch motivierte Team

Die wohl anspruchsvollste Art der Teambehandlung ist die psychodynamische. Sie erfordert nicht nur ein exzellentes Klima und großes gegenseitiges Vertrauen, sondern auch eine gehörige Portion tiefenpsychologischer Selbsterfahrung/Eigentherapie einerseits und psychoanalytisches Fachwissen andererseits. Während beim Typ-B-Team ein externer Supervisor sehr nützlich sein kann, ist er beim psychodynamisch arbeitenden Team unumgänglich.

Verschiedene Hypothesen leiten die Betrachtung des Teamprozesses, von denen hier die wichtigsten aufgeführt seien:

1. Die Teamgruppe verhält sich in ihren Übertragungs- und Gegenübertragungs-Verstrickungen ähnlich einer Patientengruppe, d.h. es werden z.B. Übertragungsmuster aus der Primärfamilie der Teammitglieder aktiviert.
2. In den Interaktionen, Affekten etc. der Teamgruppe spiegelt sich die intrapsychische Situation des Patienten (v.a. Janssen 1987). Der Gruppenprozess kann also sowohl als Diagnostikum als auch als Therapeutikum genutzt werden. Oft zitiertes Beispiel sind hier die dichotomisierten Prozesse in Teams, die in die Therapie von Borderline-Patienten involviert sind mit der zugrundeliegenden Theorie, deren primärer Abwehrmechanismus, die Spaltung, werde im Team aktiviert.
3. Teams verwirklichen in einer Gegenübertragungs-Verstrickung das emotionale Klima der Herkunftsfamilie des Patienten.
4. Teams transportieren ihre eigenen Konflikte und Entwicklungsdefizite in einer Art »Rückübertragung« auf den Patienten. Diese unbewussten oder maximal teilbewussten Patienten-Team-Interaktionen dürften zu den malignesten Prozessen stationäre Psychotherapie gehören und setzen v.a. psychotische oder sonstige ich-geschwächte Patienten einer äußerst schädlichen Einflussnahme aus.

Die Frage, inwieweit derartige psychodynamische Teammodelle überhaupt »reinrassig« etablierbar sind, ist noch nicht entschieden. Klar ist jedoch, dass die durch die Erforschung solcher Teamstrukturen gewonnenen Erkenntnisse unschätzbar für sämtliche Formen der Teambehandlung sind, da die hier gefundenen Prozesse, wenn auch in weniger deutlichem Ausmaß, versteckt in sämtlichen Teambehandlungen zu entdecken sein dürften.

d) Das »zusammengewürfelte« Team

Ein Blick in die »reale Welt« stationärer Psychotherapie zeigt deutlich: Teamstrukturen und ihre Nutzbarmachung zum Wohle der Patienten sind bei weitem nicht immer Thema institutioneller Reflexion und Arbeit. Sich zufällig zusammenfindende Teams mit unterschiedlicher Zusammensetzung und sogar variierende personelle Besetzung während einer Teamsitzung (»Wenn ich meine Patienten »durchgesprochen« habe, kann ich ja gehen«) sind oft trauriger Klinikalltag. V. a. verhaltenstherapeutische Institutionen schätzen den Wert teamorientierten Arbeitens über die Herstellung eines »guten Arbeitsklimas« hinaus als gering ein. Aber auch Zeitmangel und knappe Personalressourcen, manchmal auch die Angst einzelner Teammitglieder, sich in einen (Team-)Gruppenprozess mit ihrer ganzen Person einzubringen, führen zu »zusammengewürfelten Teams«. Der Austausch über den einzelnen Patienten erfolgt dann auf einer quasi-objektiven Ebene mit dem Ziel »reiner Informationsvermittlung«. Typ-B-Teams, ohne wirkliche Leitungsfigur, verfallen nicht selten in derartige Teamstrukturen. Deutlich wir dies in der nachlassenden Motivation, an den Teambesprechungen teilzunehmen oder an der Untergruppenbildung, wenn außerhalb angesetzter Teambesprechungszeiten Probleme »im kleinen Kreis« miteinander besprochen werden. Zusammengewürfelte Teams bedeuten für eine psychotherapeutische Institution neben einer deutlichen Qualitätseinbuße im Vergleich zu gruppenprozess-reflektierenden Teams auch eine weitere Gefahr: Die Identifizierung mit dem Team lässt nach, Arbeitsunzufriedenheiten und steigende Personalfluktuation sind die Folge.

Sowie, als kuriose, aber wohl gar nicht so selten anzutreffende Variante:

e) Das »Wir-tun-so-als-wären-wir-kein« Team

Wie der Name schon sagt, wird hier die Tatsache teamtherapeutischen Arbeitens gänzlich ignoriert. Verschiedene therapeutische Stränge werden unabhängig voneinander appliziert, der Austausch unter den Teammitgliedern (die sich nicht als solche empfinden) ist auf ein organisatorisch notwendiges Minimum beschränkt. Die Klärung der »Koordinationsprobleme« (König1993) bei stationären Therapien ist einziges Thema des kollegialen Austausches, und schon das kann unmöglich sein. Eine derartige Teamstruktur ist, wenn es dies zwar auch gibt, meist nicht von Anfang an so intendiert, sondern oft das Ergebnis eines organisationsinternen teamfeindlichen Prozesses. Der dominierende Affekt ist Misstrauen, das Ergebnis ist eine »teamfeindliche Teamstruktur«. Positive therapeutische Ergebnisse werden hier ausschließlich durch gute Einzelbeziehungen (des Patienten zu wenigstens einem Teammitglied) oder schlicht nur durch unspezifische Wirkfaktoren erzielt. Ausgedehnte externe Supervision, manchmal vielleicht sogar ein Führungswechsel im Team, tut hier Not.

Die fünf dargestellten Teamformationen sind als Idealtypen zu verstehen, d.h. sie sind kaum in Reinform, sondern meist in mehr oder weniger starken Vermischungen anzutreffen, wobei nach den Erfahrungen des Autors wohl immer einer der Typen klar dominiert.

Ein weiterer wichtiger Faktor besteht in einem gewissen »Typenfloating«, d.h. je nach Entwicklungsstand eines Teams oder nach der jeweiligen eventuellen, krisenhaften aktuellen Situation, verändern sich die Mischungsverhältnisse in einem konkreten Team. Typisch ist z.B., dass neue Teams oder Teams mit sehr starker Fluktuation eher zum Typ-A tendieren. Das Gleiche gilt für stark verunsicherte Teams, etwa Stationsteams, in deren Patientengruppe sich ein Suizid ereignet hat.

Die Spezifität bifokal arbeitender therapeutischer Teams wurde bereits angeführt. Die meisten Teams bezeichnen sich heute aber als »integrativ« (Vogel

2000), womit sie auf der Teamebene die Aufgabe von Therapie und Realraum meinen und im Rahmen der Betrachtung sämtlichen Geschehens in der stationär-psychotherapeutischen Institution unter psychotherapeutischem Blickwinkel auch allen Mitgliedern psychotherapeutische Funktionen zuschreiben. In der Realität finden sich solche Konzepte aber tatsächlich selten.

Folgende **Anregungen zur Integration des Zusatz- (oder auch Verhaltens-)therapeuten ins (psychodynamische) therapeutische Team** und damit auch zur Integration des Verfahrens in das Gesamtkonzept können gegeben werden:

1. Der Therapeut sollte Grundkenntnisse in dem dem Gesamtkonzept zugrundeliegenden (hier psychodynamischen) Psychotherapieverfahren besitzen.
2. Der Therapeut sollte regelmäßig an den Team- und Fallkonferenzen teilnehmen und seine Arbeit verbal, aber auch mittels Tonbandaufzeichnungen von Therapiesequenzen, verdeutlichen.
3. Der Therapeut sollte regelmäßig im Hauptverfahren des Therapiekonzepts (meist die Gruppentherapie) in co-therapeutischer oder in eigener (z. B. zur Klärung von Beziehungsfragen oder zur weiteren Bearbeitung von in der Musiktherapiestunde aufgetretenen Themen) Funktion auftreten.
4. Der Therapeut verfolgt in seiner Therapie einen eigenständigen therapeutischen Strang. Im Team werden den anderen Therapeuten allerdings ausreichend Informationen über den Stand der Therapie vermittelt, eine gemeinsame Therapiestrategie wird angestrebt, das wäre wünschenswert, ist aber nicht zwingend für die Wirksamkeit des Zusatzverfahrens.
5. Kontinuierliche integrationsorientierte Supervision fördert den Integrationsprozess (z. B. Vogel 2003 d).

Die Rolle der »Verwaltung« in stationär-psychotherapeutischen Institutionen – ein Einschub

Wie in der ambulanten Psychotherapie hat auch die integrative stationäre Psychotherapie die institutionellen Rahmenbedingungen zu berücksichtigen: »Psychotherapie im Krankenhaus wird von den Rahmenbedingungen der Institution bestimmt" (Streek 2000, S. 56). Dieser, von einem bekannten psychotherapeutischen Chefarzt so lapidar festgestellte Sachverhalt birgt enormen Sprengstoff, der das gesamte stationär-psychotherapeutische Handeln in Gefahr bringen kann. Denn: Die Rahmenbedingungen einer Institution werden heute nur mehr in ihrem geringsten Teil von den Therapeuten selbst, sondern vielmehr von fachfremden Verwaltungsfachleuten und Krankenhausmanagern festgelegt, deren primäre Sozialisation eine ökonomische ist. Die Frage ist also, ist integrative stationäre Psychotherapie effizient (Loth 1998), d.h. erweist sie sich gesellschaftlich als erschwinglich bzw. im konkreten Fall für die konkrete Klinik als erschwinglich.

Stationäre Psychotherapie ist auch eingebettet in unterschiedlich auf sie ausgerichtete institutionelle Strukturen. Nicht immer steht die Verwaltung einer psychotherapeutischen Einheit gleich wohlwollend gegenüber.

Die Hauptaufgabe der Verwaltung einer stationär-psychotherapeutischen Institution wäre demnach, eine angemessene Struktur für eine adäquate psychotherapeutische Versorgung bereitzustellen. Bernhard stellte 1996 die relevanten diesbezüglichen Daten, wie sie von der DGPR (Deutsche Gesellschaft für klinische Psychotherapie und psychosomatische Rehabilitation) verlangt sind, dar:

Ein Therapeut-Patient-Schlüssel von 1:7 gilt als optimal, von 1:10 als realistisch und von 1:12 als grenzwertig; die Kontaktzeit Therapeut-Patient sollte zwischen 50 bis 60 % der Wochenarbeitszeit betragen, veranschlagt als zwei Einzelgespräche, zwei Gruppentherapien und zwei Kreativtherapien (= Therapie im engeren Sinne) pro Woche und 7 bis 8 Stunden Therapiezeit im engeren Sinne und 15 bis 20 Stunden Therapiezeit im weiteren Sinne (z. B. Entspannungstrainings, Sporttherapie, Diätberatung etc.) pro Woche pro Patient.

Die hier vorgeschlagene Integrationsarbeit kann auch als Beitrag zu Qualitätssicherung Effizienz gesehen werden, da sie die Reibungspunkte der Arbeitsabläufe verringert und die subjektive Belastung des jeweiligen Therapeuten reduziert. Wie in der ambulanten Therapie auch, sollte aber v. a. die Verbesserung der *Behandlungs*-Qualität für jeden einzelnen Patienten das Leitmotiv integrativen Arbeitens bleiben.

19 Manual zur Methodenintegration im stationären Kontext

Anders als in der ambulanten Therapie, wo lediglich das verhaltenstherapeutische Verfahren in psychodynamische Termini zu übersetzen war, haben wir es in der stationären Therapie mit unterschiedlichen, mehr oder weniger der Psychoanalyse nahe stehenden Verfahren zu tun. Der Übersetzungsarbeit des Spezialtherapeuten kommt hier also eine besonders anspruchsvolle Bedeutung zu, da er die jeweils anstehende Intervention in die Sprache des psychodynamisch denkenden und arbeitenden Gesamtteams zu bringen hat. Wie zuvor dargestellt, ist hierzu eine fundierte Kenntnis des psychodynamischen Denkgebäudes notwendig. Eine eigene Ausbildung in psychodynamischer Therapie für den Zusatztherapeuten oder eine Ausbildung in den jeweiligen Zusatzverfahren für die Teammitglieder ist allerdings nicht von Nöten. Einzelsupervisionen der Zusatztherapeuten bzw. Teamsupervisionen bei psychodynamisch ausgerichteten Supervisoren sollten das individuelle Vorgehen unterstützen.

Die Übersetzungsarbeit, d. h. das Ausfüllen des Übersetzungsschemas, ist ein dialogischer Prozess des Gesamtthemas mit dem Zusatztherapeuten. Beide Seiten können Einträge ins Schema machen. Dabei wird das Team v. a. die linke und mittlere Spalte nutzen. Die Aufgabe des Zusatztherapeuten besteht dann in der Zuschreibung eines Verfahrens in der rechten Spalte. Optimalerweise dient das Übersetzungsschema der Kommunikation in der Teamsitzung.

Neben den zuvor bereits dargestellten Übersetzungskategorien zusatztherapeutischer Verfahren in die Terminologie der Ich-Psychologie (Kap. 16.3) wurden in dieses Übersetzungsschema noch drei weitere Kategorien aufgenommen, um der Spezifität v. a. der kreativtherapeutischen Zusatztherapie gerecht zu werden:

a) Unter *Regression* versteht die psychodynamische Theorie »einen Vorgang, in dem ein Individuum oder eine Gruppe ein schon erreichtes psychisches Struktur- oder Funktionsniveau verlässt und zu einem lebensgeschichtlich früheren Niveau des Denkens, Fühlens oder Handelns zurückkehrt« (Körner 2002, S. 603). Kreativtherapeutische Verfahren sind eng assoziiert mit entwicklungspsychologisch früherem Geschehen und können daher regressiv wirken und so eingesetzt werden. Der Progressionsbegriff verweist auf den gegenteiligen Prozess. Hier geht es darum, identifizierte regressive Zustände zu verändern und den Patienten auf ein entwicklungspsychologisch reiferes Level zu heben. Auch dafür haben manche zusatztherapeutischen Verfahren Techniken zur Verfügung.

b) Die Kategorie der *therapeutischen Ich-Spaltung* bezieht sich hier auf die Fähigkeit des Patienten zu Selbstwahrnehmung und Introspektion. Um sich und seine Konfliktsituation betrachten zu können, ist es nötig, einen gewissen Abstand davon zu bekommen und dann, mit einem Teil des Ichs – meist gemeinsam mit dem Therapeuten, das Problem ein Stück »von außen« zu betrachten. Kreativtherapeutische Verfahren erleichtern einen evtl. sonst verstellten derartigen Zugang.

c) Die »*offene Kategorie*« lässt dem Team bzw. dem Zusatztherapeuten Raum für weitere Übersetzungsanliegen. Hier kann von beiden Seiten (Team und Zusatztherapeut) ein Eintrag erfolgen.

19 Manual zur Praxis der Integration im stationären Kontext

Literatur

Auchter, Th. & Strauss, L. V. (1999): Kleines Wörterbuch der Psychoanalyse
Mertens, W. & Waldvogel, B. (2002): Handbuch psychoanalytischer Grundbegriffe

20 Manual für die stationäre Psychotherapie

Manual zur Integration zusatztherapeutischer Methoden in psychodynamisches Gesamtkonzept
für Patient/in ....

1. Darstellung der Psychodynamik:

....
....
....
....

2. Darstellung des bisherigen Gesamt-Therapieverlaufs (falls bereits möglich):

....
....
....
....
....

3. Darstellung des Übertragungs-Gegenübertragungs-Geschehens und etwaiger projektiv-identifikatorischer Prozesse und deren Abbildungen im Team

....
....
....
....
....

4. Darstellung der durch die Integration angestrebten Ziele

Ziel 1 ....
Ziel 2 ....
Ziel 3 ....

5. Bearbeitung des Übersetzungsschemas

Übersetzungsschema zusatztherapeutischer Verfahren in psychoanalytische Terminologie

Patient/in .... **Datum** ....

Diagnose: .... Aufenthaltszeitpunkt ....

Wahrnehmung des Therapeuten	Veränderungsfokus in psychoanalytischer Terminologie	Assoziiertes (zusatz-) therapeutisches Verfahren und evtl. dessen indizierte Einzelmethode
	Kognitive Ich-Funktionen	
	Wahrnehmende Ich-Funktionen	
	Ausführende Ich-Funktionen	
	Unterdrückungs- und evtl. Abwehroperationen	
	Objektkonstanz	
	Unterdrückungsoperationen	
	Arbeit am Introjekt	
	Arbeit am/mit dem Über-Ich	
	Regression/Progression	
	Therapeutische Ich-Spaltung	
	»Offene Kategorie«	

Ausblick – Integration stationärer und ambulanter Therapie: Sequentielle Therapieplanung

Ambulante und stationäre Psychotherapie wurden hier als zwei getrennte Verfahren dargestellt. Dies entspricht schon lange nicht mehr der Versorgungsrealität, wo, forciert durch die Behandlung schwer persönlichkeitsgestörter Patienten, die konsequentere Planung längerfristiger Therapiestrategien notwendig wird. »Sequentielle Therapieplanung« meint dabei die Planung einer »hintereinander gesetzten Behandlung« (Vogel 2001, S. 104) sowohl unterschiedlicher therapeutischer (Schul-) Methoden als auch unterschiedlicher therapeutischer Settings. Vogel & Mager (2003) haben hierzu ein Schema vorgestellt, das dem Einzeltherapeuten, v. a. aber auch der behandelnden Institution, dieses Denken erleichtern soll (s. u.). Eine so verstandene sequentielle Gesamttherapie könnte die in diesem Buch vorgeschlagene Integrationsarbeit im ambulanten und stationären Setting zu einem kohärenten Ganzen verbinden.

Ausblick

Checkliste zur Therapieplanung bei schweren Persönlichkeitsstörungen

Name.. geb. am ....
Adresse ....
Zuweiser ....
Derzeitige/r Behandler ....

- **Vorausgegangene Therapien und psychosoziale Hilfen:**

von bis	Institution	Abgebrochen j/n	(Abschluss-)Bericht?

- **Aktuell geplante therapeutische Ansätze:**

Ansatz	Institution/Abteilung/Einzelperson

- **Geplante weiterführende Ansätze:**

Ansatz	Institution/Einzelperson	Kontakt am	Ergebnis

- **Geplante Vernetzungsstruktur (individuell erweiterbar)**

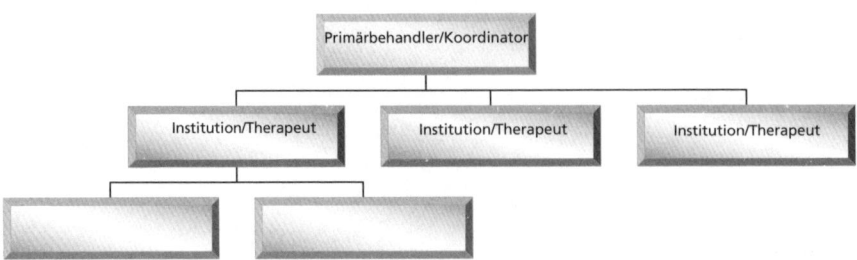

Literatur

Abramkowitz, J. (1997): Effectiveness of psychological and pharmacological treatments for obsessive-compulsive Disorder: A Quanititative Review. Journal of Consulting a Clinical. Psychology, 65, S. 44–521

Aldridge, D. (1999): Musiktherapie in der Medizin. Forschungsstrategien und praktische Erfahrungen. Huber, Göttingen

Alexander, F. & French, T. M. (1946): Psychoanalytic therapy. New York

Alsleben, U., Weiss, A., Rufer, M. (2003): Psychoedukation Angst- und Panikstörungen. Urban & Schwarzenberg, München

Auchter, Th. & Strauss, L. V. (1992): Kleines Wörterbuch der Psychoanalyse. Vandenhoeck & Ruprecht, Göttingen

Baade, F.W., Borck, J., Koebe, S., Zumvenne, G. (1983): Theorien und Methoden der Verhaltenstherapie. dgvt, Tübingen

Bachmann, C. H. (Hg.) (1973): Psychoanalyse und Verhaltenstherapie. Fischer, Frankfurt a.M.

Bandura, A (1977): Self-efficiency. Toward an unifying theory of behavioral change. Psychol. Rew. 84, S. 191–215

Bandura, A, (1979): Sozial-kognitive Lerntheorie. Klett-Cotta, Stuttgart Praxis. Kohlhammer, Stuttgart

Barde, B. & Mattke, D. (1991): Das Problem der Macht in psychoanalytisch-therapeutischen Teams. In: Gruppenpsychotherapie u. Gruppendynamik 2, S. 120–140

Barde, B. (1993): Die psychotherapeutische Behandlung der Patienten durch ein therapeutisches Team. Zur Theorie, Empirie und Klinik der psychoanalytisch orientierten stationären Psychotherapie. In: Barde, B. & Mattke, D.: Therapeutische Teams. Vandenhoeck & Ruprecht, Göttingen, S. 51–108

Bartling, G., Fiegenbaum, W., Krause, R. (1980): Reizüberflutung. Theorie und

Bastine, R., Fiedler, P., Kommer, D. (Hg.) (1989): Psychotherapeutische Prozeßforschung. Zeitschr. f. Klin. Psychol. 18 (1), Themenheft

Bäuml, J. & Pitschel-Walz, G. (2002): Psychoedukation bei schizophrenen Erkrankungen. Schattauer, Stuttgart

Bauriedl, T. (1980): Beziehungsanalyse. Suhrkamp, Frankfurt a.M.

Beck, A.T., Rush, A.J., Shaw, B. F., Eery, G. (1981): Kognitive Therapie der Depression. Urban & Schwarzenberg, München

Beck, A.T. & Freeman, A. (1993): Kognitive Therapie der Persönlichkeitsstörungen. Beltz pvu, Weinheim

Beck, J. (1998): Praxis kognitiver Therapie. Beltz pvu, Weinheim

Beck, A.T. (1979): Wahrnehmung und Wirklichkeit der Neurose. Pfeiffer, München

Becker, H. (1988): Das Heidelberger stationäre Psychotherapiekonzept. In: Becker, H. & Senf, W.: Praxis der stationären Psychotherapie. Thieme, Stuttgart

Becker, F. S. & Markgraf J. (2002): Generalisierte Angststörung. Ein Therapieprogramm. Beltz pvu, Weinheim

Becker, E. S. & Nündel, B. (2003): Die Generalisierte Angststörung – State of the Art. Psychotherapie 8/1, S. 146–155

Bernhard, P. (1996): Stand und Perspektiven psychosomatischer Rehabilitation – Therapiepläne in der Psychosomatik. Prax. Klin. Verhaltensmed. u. Rehab. 9, S. 256–258

Bernhard, P. (1996): Stand und Perspektiven psychosomatischer Rehabilitation. Prax. Klin. Verhaltensmed. Reha 9, S. 256–258

Bernstein, D. A. & Borkovec, T. D. (1992): Entspannungs-Training. Handbuch der Progressiven Muskelentspannung. Pfeiffer, München

Bettighofer, S. (1997): Übertragung und Gegenübertragung im therapeutischen Prozess. Kohlhammer, Stuttgart

Bohus, M (2002): Borderline-Störung. Hogrefe, Stuttgart

Literatur

Bolay, H.V. (1996): Grundlagen zur Musiktherapie-Forschung. Urban & Fischer, München
Bonstedt-Wilke, I. & Rüger, U. (1997): Kunst- und Gestaltungstherapie. In: Heigl-Evers, A., Heigl, F., Ott, J., Rüger, U.: Lehrbuch der Psychotherapie. Gustav Fischer, Lübeck, S. 390–398
Borgart, E.J., Meermann, R. (2004): Stationäre Verhaltenstherapie. Huber, Bern.
Borg-Laufs, M. (Hg.) (1999): Lehrbuch der Verhaltenstherapie mit Kindern und Jugendlichen. dgvt, Tübingen
Buchholz, M. (1999): Psychotherapie als Profession. Psychosozial, Gießen
Buchkremper, G., Dengler, W., Batra, A. (2001): Integrative Psychotherapie. psycho 27, 11, S. 569
Budjun, A. (1997): Die psycho-somatischen Verfahren. Konzentrative Bewegungstherapie und Gestaltungstherapie in Klinik und Praxis. Verlag modernes Lernen, Dortmund
Bühring, P. (2003): Psychosoziale Versorgung in der Medizin. Bedarf steigt mit dem Fortschritt. Dt. Ärzteblatt PP, 11, »003, S. 487–488
Bunt, L. (1998): Musiktherapie. Eine Einführung für psychosoziale und medizinische Berufe. Beltz, Weinheim
Butollo, W., Piesbergen, C., Höfling, S. (1996): Ausbildung und methodische psychologischer Psychotherapeuten. Rep. Psychol. 21, S. 126–137
Butollo, W., Posner, R., Wentzel, A. (1999): Integrative Psychotherapie bei Angststörungen. Huber, Bern
Campbell, D. (2000): Die Heilkraft der Musik. Droemer-Knaur, München
Caspar, F. (Hg.) (1995): Psychotherapeutische Problemanalyse. dgvt, Tübingen
Carus, C. G. (1941): Psyche. Zur Entwicklungsgeschichte der Seele. Stuttgart
Clarkin, J.F., YeomansS, F. E., Kernberg, O. F. (2001): Psychotherapie der Borderline-Persönlichkeit. Manual zur psychodynamischen Psychotherapie. Schattauer, Stuttgart
Corsini, R. J. & Rosenberg, B. (1955): Mechanisms of grout psychotherapy: Process and dynamics. J. Abnorm. Coc. Psychol. 51, S. 406–411
Dahlbender, P. W. (2000): Psychotherapeutische Versorgungsstrukturen. In: Senf, W. & Decker-Voigt, H.-H.: Aus der Seele gespielt. Eine Einführung in die Musiktherapie. Mosaik bei Goldmann, München
Decker-Voigt, H.-H. (2001): Schulen der Musiktherapie. Ernst Reinhardt, Basel
Dieckmann, H. (1979): Methoden der analytischen Psychologie. Walter, Olten
Dollard, J. & Miller, N. (1950): Personality and psychotherapy. A analysis in terms of learning, thinking and culture. McGraw Hill, New York
Draugelates, A. (2001): Musiktherapie. In: Vogel, R.T.: Die Psychotherapiestation. Psychosozial, Gießen
Dreest, H. v. (1997): Heilen mit Musik. Musiktherapie in der Praxis. dtv, München
Dtv-Lexikon nach Brockhaus. dtv, München 1980
Dubrawa, R. (1991): Integration körpertherapeutischer Methoden in die (stationäre) Verhaltenstherapie psychosomatischer Patienten. Prax. Klin. Verhaltensmed. Rehabil. 4, S. 54–59
Dührssen, A. & Jorswieck, D. (1965): Eine empirisch-statistische Untersuchung zur Leistungsfähigkeit psychoanalytischer Behandlung. Der Nervenarzt 36, S. 166–169
Dührssen, A. (1972): Analytische Psychotherapie in Theorie, Praxis und Ergebnissen. Vandenhoeck & Ruprecht, Göttingen
Dulz, B., Schreyer, D., Nadolny, A. (2000): Stationäre Psychotherapie: Von haltender Funktion, technischer Neutralität und persönlicher Sympathie. In: Kernberg, O. F., Dulz, B., Sachsse, U.: Handbuch der Borderline-Störungen. Schattauer, Stuttgart
Eckert, J. (1999): Zwischen Therapieschulen und Allgemeiner Psychotherapie: Verstellen ›neue Säulen‹ nicht den Blick in jede Richtung. Gruppenpsychother. Gruppendynamik 35. Vandenhoeck & Ruprecht, Göttingen
Egger, B. (1998): Lösungsorientiertes Malen. Ein Kurzzeit-Therapie Modell. In: Kraus, W. (Hg.): Die Heilkraft des Malens. Beck, München

Ehlert, U. (1999): Verhaltensmedizin. In: Reinecker, H.: Lehrbuch der Verhaltenstherapie. dgvt, Tübingen
Ehlers, A. & Marggraf, J. (1998): The psychophysiological model of panic attacks. In: EM-Melkamp, E. u. a. (eds.): Fresh perspectives of anxiety disorders. Swets & Zeitlinger, Amsterdam
Engels, F. (1878): Herrn Eugen Dührings Umwälzung der Wissenschaft. 1878. In: Marx-Engels Werke 20
Engelmann, J. (2000): Manchmal ein bestimmter Klang. Analytische Musiktherapie in der Gemeindepsychiatrie. Vandenhoeck & Ruprecht, Göttingen
Ermann, M. (1997): Psychotherapeutische und Psychosomatische Medizin. Kohlhammer, Stuttgart
Eysenk, H. J. (1952): The effects of psychotherapy: an evaluation. J. f. Cons. Psychol. 16, S. 319–324
Faber, F. R., Dahm, A., Kallinke, D. (1999): Kommentar Psychotherapie-Richtlinien. Urban & Fischer, München
Fäh, M. & Fischer, G. (Hg.) (1998): Sinn und Unsinn in der Psychotherapieforschung. Psychosozial, Gießen
Fairburn, Ch.G. (2004): Ess-Atacken stoppen. Huber, Bern
Fehm, M. & Wittmann, H.-U. (2004): Wenn Schüchternheit krank macht. Hogrefe, Göttingen
Fehm, L. & Fehm-Wolfsdorf, G. (2001): Hausaufgaben in der Psychotherapie. Psychotherapeut 46, 6, S. 386-391
Felber, R. & Reinhold, S. (2000): Anthroposophische Kunsttherapie Bd. 3: Musiktherapie und Gesangstherapie. Urachhaus, Stuttgart
Fichter, M. M. (2003): Essstörungen. In: Leibing, E., Hiller, W., Sulz, S.: Lehrbuch der Psychotherapie Bd. 3, Verhaltenstherapie, CIP Medien, München
Fiedler, P. A. (1996): Verhaltenstherapie in und mit Gruppen. pvu, Weinheim
Fiedler, P. A. (2000): Integrative Psychotherapie bei Persönlichkeitsstörungen. Hogrefe, Göttingen
Fiedler, P. (2001): Störungsspezifisch versus Allgemein? Psychother. Psychosom. Med. Psychol. 2001, S. 406-412
Fink, J. (1999): Beziehung und Intervention. Thieme, Stuttgart
Fischer, G. (2000): Mehrdimensionale Psychodynamische Traumatherapie. Manual zur Behandlung psychotraumatischer Störungen. Asanger, Heidelberg
Fischer, G. (2003): Neue Wege aus dem Trauma. Walter, Düsseldorf
Fischer, G. & Klein, B. (1997): Psychotherapieforschung. Forschungsepochen, Zukunftsperspektiven und Umrisse eines dynamisch-behavioralen Verfahrens. In: Hildemann, K. D. & Potthoff, P.: Psychotherapie – Quo vadis? Hogrefe, Göttingen
Fischer, G. & Fäh, M. (1998): Zur Kritik der empirischen Vernunft in der Psychotherapie (forschung). In: Fäh, M. & Fischer, G. (Hg.): Sinn und Unsinn in der Psychotherapieforschung. Psychosozial, Gießen
Fliegel, S., Groeder, W. M., Künzel, R., Schulte, ., Sorgatz, H. (1994): Verhaltenstherapeutische Standardmethoden. pvu, Weinheim
Frank, J. D. (1981): Die Heiler. Wirkungsweise psychotherapeutischer Beeinflussung. Klett Cotta, Stuttgart
Freud, S. (1895): Studien über Hysterie, GW Bd. I. Fischer, Frankfurt a. M.
Freud, S. (1905): Bruchstücke einer Hysterie-Analyse. GW Bd. V. Fischer, Frankfurt a. M.
Freud, S. (1909): Analyse der Phobie eines fünfjährigen Knaben. Studienausgabe 1975, Bd. VIII. Fischer, Frankfurt a. M.
Freud, S. (1910a): Eine Kindheitserinnerung des Leonardo da Vinci. Studienausgabe 1989, Bd. X. Fischer, Frankfurt a. M.
Freud, S. (1910b): Über Psychoanalyse. GW Bd. VIII. Fischer, Frankfurt a. M.
Freud, S. (1911): Formulierungen über die zwei Prinzipien des psychischen Geschehens. GW Bd. VIII. Fischer, Frankfurt a. M.

Literatur

Freud, S. (1912): Zur Dynamik der Übertragung. GW Bd. VIII. Fischer, Frankfurt a. M.
Freud, S. (1913): Das Interesse an der Psychoanalyse. GW Bd. VIII. Fischer, Frankfurt a. M.
Freud, S. (1914): Erinnern, Wiederholen, Durcharbeiten. GW Bd. X. Fischer, Frankfurt a. M.
Freud, S. (1915a) Das Unbewusste. GW Bd. X. Fischer, Frankfurt a. M.
Freud, S. (1915b): Die Verdrängung. GW. Bd. X. Fischer, Frankfurt a. M.
Freud, S. (1915 c): Bemerkungen über die Übertragungsliebe, GW Bd. X. Fischer, Frankfurt a. M.
Freud, S. (1919): Wege der psychoanalytischen Therapie. Studienausgabe 1975, Ergänzungsband. Fischer, Frankfurt a. M.
Freud, S. (1923): Das Ich und das Es. GW Bd. XIII. Fischer, Frankfurt a. M.
Freud, S. (1964): GW Bd. VIII. Fischer, Frankfurt a. M.
Freud, S. (1969): Vorlesungen zur Einführung in die Psychoanalyse. GW Bd. XI. Fischer, Frankfurt a. M.
Freud, S. (1989): Studienausgabe in elf Bänden. Fischer, Frankfurt a. M.
Fromm, E. (1962): Die philosophische Basis der Freudschen Psychoanalyse. Gesamtausgabe 1989, Bd. VIII. dtv, München
Frohne-Hagemann, I. (1999): Musik und Gestalt. Klinische Musiktherapie als integrative Psychotherapie. Vandenhoeck &. Ruprecht, Göttingen
Fromm, E. (1962): Die philosophische Basis der Freudschen Psychoanalyse. Gesamtausgabe 1989. Bd. VIII. dtv, München
Fromm, E. (1962): Jenseits der Illusionen. Die Bedeutung von Marx und Freud. Gesamtausgabe 1989. Bd. IX. dtv, München
FrommM, E. (1970): Freuds Modell des Menschen und seine gesellschaftlichen Determinanten. Gesamtausgabe 1989. Bd. VIII. dtv, München
Fürstenau, P. (1971): Probleme der vergleichenden Psychotherapieforschung. In: Bachmann, C. H.: Psychoanalyse und Verhaltenstherapie. Fischer, Frankfurt a. M.
Gadamer, H. G. (1986): Hermeneutik II. Ges. Werke Bd. 1, Tübingen
Görres, A. (1973): Psychoanalyse und Verhaltenstherapie. In: Bachmann, C. H.: Psychoanalyse und Verhaltenstherapie, Fischer, Frankfurt a. M.
Golombek, E. (2000): Anthroposophische Kunsttherapie. Urachhaus, Stuttgart
Grawe, K., Donati, R., Bernauer, F. (1994): Psychotherapie im Wandel. Von der Konfession zur Profession. Hogrefe, Göttingen
Grawe, K. (1995): Grundriß einer Allgemeinen Psychotherapie. Psychotherapeut 40, S. 130–145
Grawe, K. (1997): Research-informed psychotherapy. Psychotherapy research. 7, S. 1–19
Grawe, K. (1998a): Psychologische Psychotherapie. Hogrefe, Göttingen
Grawe, K. (1998b): Allgemeine Psychotherapie: Leitbild für eine empiriegeleitete psychologische Therapie. In: Wagner, R. F. & Becker, P. (Hg.): Allgemeine Psychotherapie. Hogrefe, Göttingen
Grawe, K. (1995): Welchen Sinn hat Psychotherapieforschung? Psychotherapeut 40, S. 96–106
Hagehülsmann, U. (2000): Therapieschulen. Gewinn oder Verlust psychotherapeutischer Identität? In: Strauss, B. & Geyer, M. (Hg.): Psychotherapie in Zeiten der Veränderung. Westdeutscher Verlag, Wiesbaden
Hager, W., Leichsenring, F., Schiffler, A. (1999): Wann ermöglicht eine Therapiestudie direkte Wirkungsvergleiche verschiedener Therapieformen? Psychoth. Psychosom. Med. Psychol.
Hager, W., Leichsenring, F., Schiffler, A. (1999b): Evaluationsparadigmen. Zur Bedeutung der Unterscheidung von vergleichenden und isolierten Evaluationen in der Psychotherapieforschung. Psychotherapeut, 44, S. 234–240
Hain, P. (2001): Das Geheimnis therapeutischer Wirkung. Carl Auer, Heidelberg
Hand, I., Goddman, W. K., Evers, U. (Hg.) (1992): Zwangsstörungen. Springer, Berlin

Hardt, J., Hebebrand, M. (2004): Stellungnahme zu Fiedler, P. »Ressourcenorientierte Psychotherapie bei Persönlichkeitsstörungen«. Psychotherapeutenjournal 2/2004, S. 144–146
Hartmann, H. (1929): Ich-Psychologie und Anpassungsproblem. Int. Z. Psychoanal. 24, S. 62–135
Haubl, R. (1994): Evaluation. In: Haubl, R. & Lamott, F. (Hg.): Handbuch Gruppenanalyse. Qintessenz, Berlin
Hautzinger, M. (1994): Kognitive Verhaltenstherapie bei psychischen Erkrankungen. Quintessenz, Berlin
Hautzinger, M. (1996): Verhaltenstherapie und kognitive Therapie. In: Reimer, Ch. u. a. (Hg.): Psychotherapie. Springer, Berlin
Hautzinger, M. (Hg.) (2000): Kognitive Verhaltenstherapie bei psychischen Störungen. Beltz pvu, Weinheim
Hautzinger, M. (2001): Depression im Alter. Ein kognitiv-verhaltenstherapeutisches Gruppenprogramm. Beltz pvu, Weinheim
Hautzinger, M. (2003): Kognitive Verhaltenstherapie bei Depressionen. Beltz pvu, Weinheim
Hautzinger, M., Stark, W., Treiber, R. (1994): Kognitive Verhaltenstherapie bei Depressionen. Behandlungsanleitungen und Materialien. Beltz pvu, Weinheim
Hecker, J. (1994): Sind Psychotherapieabbrüche in psychosomatisch- psychotherapeutischen Heilverfahren vermeidbar? Psycho 20, S. 42–47
Hegli, F. (1989): Übergänge zwischen Sprache und Musik. Die Wirkungskomponenten der Musiktherapie. Junferman, Paderborn
Hegli, F. (1993): Improvisation und Musiktherapie. Möglichkeiten und Wirkung freier Musik. Junfermann, Paderborn
Henzler, Ch. & Riedl, I. (2004): Maltherapie. Kreuz, Stuttgart
Hinsch, R. & Wittmann, S. (2003): Soziale Kompetenz kann man lernen. Das Patientenbuch zum GSK. Beltz pvu, Stuttgart
Hinsch, R. & Pfingsten, U. (2000): Gruppentraining sozialer Kompetenz. Grundlagen, Durchführung, Behandlungsbeispiele. Beltz pvu, Stuttgart
Hiller, W., Leibing, E., Leichsenring, F., Sulz, S. (2004): Lehrbuch der Psychotherapie Bd. 1, Wissenschaftliche Grundlagen der Psychotherapie. CIP Medien, München
Hoffmann, S. O., Egler, U. T., Bassler, M., Nickel, R., Pozrack, F., Posch, U. (1998): Psychotherapeutische Kombinationsbehandlung. Psychotherapeut 48, S, 282–287
Hoffmann, (2004): Exposition bei Ängsten und Zwängen. Beltz pvu, Weinheim
Holm-Hadula, R. M. (1997): Die psychotherapeutische Kunst. Hermeneutik als Basis therapeutischen Handelns. Vandenhoeck & Ruprecht, Göttingen
Hornung, W.P. (2004): Psychoedukation Zwangsstörungen. Urban & Schwarzenberg, München
Horowitz, M. J. (1976): Stress response syndromes. J Verlag, New York
Horowitz, M. J. (1979): States of Mind. Plenum Medical, New York
Hoyer, J., Jacobi, F., Leibing, E. (2003): Gesprächsführung in der Verhaltenstherapie. In: Leibing, E., Hiller, W., Sulz, S.: Lehrbuch der Psychotherapie Bd. 3, Verhaltenstherapie. CIP Medien, München
Hoyer, J. (2004): Zeitgemäße Behandlung der Angststörungen. DNP 7–8/04, S. 24–30
Jacobi, C., Thiel, A., Paul, T. (2000): Kognitive Verhaltenstherapie bei Anorexia und Bulimia nervosa. Beltz pvu, Weinheim
Jacobi, F. & Poldrack, A. (Hg.) (2000): Klinisch-psychologische Forschung. Hogrefe, Göttingen
Jacobi, J. (1992): Vom Bilderreich der Seele. Wege und Umwege zu sich selbst. Walter, Olten
Jaeggi, E. (1983): Psychotherapie in der Ambulanz. Was bestimmt die Beziehung zwischen Therapeut und Patient? Partnerberatung 3, S. 107–117
Jaeggi, E. (1997): Zu heilen die zerstoßenen Herzen. Rowohlt, Hamburg

Jaeggi, E., Rohner, R., Wiedemenn, M. (1999): Klinische Psychologie. Was ist das? Seehammer, Weyarn

Jaeggi, E., Gödde, G., Hegener, W., Möller, H. (2003): Tiefenpsychologie lehren – Tiefenpsychologie lernen. Klett-Cotta, Stuttgart

Janssen, P. L. (1987): Psychoanalytische Therapie in der Klinik. Klett-Cotta, Stuttgart

Janssen, P. L., Martin, K., Tress, W., Zaudig, M. (1998): Struktur und Methodik der stationären Psychotherapie aus psychoanalytischer und verhaltenstherapeutischer Sicht. Psychotherapeut 43, S. 265-276

Jullien, F. (1999): Über die Wirksamkeit. Merve Verlag, Berlin

Jullien, F. (2002): Der Umweg über China. Ein Ortwechsel des Denkens. Merve Verlag, Berlin

Jung, C. G. (1924): Analytische Psychologie und Erziehung. GW Bd. 17, 1971. Walter, Olten

Jung, C. G. (1929): Ziele der Psychotherapie. GW Bd. 16, 1971. Walter, Olten

Jung, C.G. (1936): Der Begriff des kollektiven Unbewußten. GW Bd. 19/1. 1971 Walter, Olten

Jung, C. G. (1946): Psychologie der Übertragung. GW Bd. 16, 1971. Walter, Olten

Jung, C. G. (1947): Theoretische Überlegungen zum Wesen des Psychischen. GW Bd. 8, 1971. Walter, Olten

Jüttemann, G. (Hg.) (1983): Psychologie in der Veränderung. Perspektiven für eine gegenstandsangemessene Forschungspraxis. Beltz, Weinheim

Kanfer, F. H. & Phillips, J. S. (1970): Learning foundations of behaviour therapy. Wiley, New York

Kanfer, F. H. & Goldstein, A. P. (Hg.) (1977): Möglichkeiten der Verhaltensänderung. Urban & Schwarzenberg, München

Kanfer, F. H., Reinecker, H., Schmelzer, D. (1996): Selbstmanagement-Therapie. Springer, Berlin

Kächele, H., Novak, P., Traue, H. C. (1989): Psychotherapeutische Prozesse. Zeitschr. f. psychosom. Med. u. Psychoanal. 35, S. 363–382

Kernberg, O. F. (2000): Die übertragungsfokussierte (oder psychodynamische) Psychotherapie von Patienten mit einer Borderline-Persönlichkeitsorganisation. In: Kernberg. O. F., Dulz, B., Sachsse, U.: Handbuch der Borderline-Störungen. Schattauer, Stuttgart

Knapp, G. (1982): Begriff und Bedeutung des Unbewussten bei Freud. In: Eicke, D. (Hg.): Tiefenpsychologie, Bd. 1. Beltz, Weinheim

Knickenberg, R. & Meermann, R. (1991): Psychopharmakatherapie und Verhaltenstherapie. In: Meermann, R. & Vandereycken, W. (Hg.): Verhaltenstherapeutische Psychosomatik in Klinik und Praxis. Schattauer, Stuttgart

König, K. (1993): Einzeltherapie außerhalb des klassischen Settings. Vandenhoeck &. Ruprecht, Göttingen

König, K. (1995): Einführung in die stationäre Psychotherapie. Vandenhoeck & Ruprecht, Göttingen

Kobelt, A., Schmid-Ott, G., Künsebeck, H.-W., Grosch, E., Hentschel, J., Malewski, P., Lamprecht, F. (2000): Bedingungen erfolgreicher ambulanter Nachsorge nach stationärer psychosomatischer Rehabilitation. Praxis Klin. Verh.med. u. Rehab. 52, S. 16–23

Körner, J. (2002): Regression-Progression. In: Mertnes, W. & Waldvogel, B. (Hg.): Handbuch psychoanalytischer Grundbegriffe. Kohlhammer, Stuttgart

Kohut, H. (1973): Narzissmus. Suhrkamp, Frankfurt a. M.

Kohut, H. (1975): Die Zukunft der Psychoanalyse. Suhrkamp, Frankfurt a. M.

Kohut, H. (1996): Wie heilt die Psychoanalyse? Suhrkamp, Frankfurt a. M.

Kraus, W. (1998): Von der Heilkraft der Musik. In: Kraus, W. (Hg.): Die Heilkraft der Musik. Beck, München

Krause, R. (1997): Allgemeine Psychoanalytische Krankheitslehre Bd. 1 u. 2. Kohlhammer, Stuttgart

Kühnlein, I. & Mutz, G. (1996): Psychotherapie als Transformationsprozeß. Westdeutscher Verlag, Opladen
Kutter, P. (1992): Anmerkungen eines Psychoanalytikers zum Menschenbild von Psychotherapeuten. In: Lieb, H. & Lutz, R. (Hg.): Verhaltenstherapie – ihre Entwicklung – ihr Menschenbild. Verlag f. Angew. Psychologie, Göttingen
Laban, R. von (Hg.) (1988): Die Kunst der Bewegung. Noetzel, Willhelmshafen
Lakatos, A. & Reinecker, H. (1999): Kognitive Verhaltenstherapie bei Zwangsstörungen. Ein Therapiemanual. Hogrefe, Göttingen
Lang, H. (Hg.) (2003): Wirkfaktoren der Psychotherapie. Königh & Neumann, Würzburg
Lang, P. J. (1993): The network modell of emotion. In: Wyer, R. S. & Srull, T. K. (Hg.): Perspectives on anger and emotion: Advances in social cognition (Bd. 6). Erlbaum, New York
Langenberg, M. (1997): Musiktherapie. In: Heigl-Evers, A., Heigl, F., Ott, J., Rüger, U.: Lehrbuch der Psychotherapie. Gustav Fischer, Lübeck
Laplanche, J. & Pontanis, J.-B. (1982): Das Vokabular der Psychoanalyse. Bd. 1 u. 2. Suhrkamp Taschenbuch, Frankfurt a.M.
Lehmann, E. (2001): Das Pflegeteam der psychotherapeutisch orientierten Spezialstation. In: Vogel, R.T. (Hg.): Die Psychotherapiestation. Psychosozial, Gießen
Leibing, E., Hiller, W., Sulz, S. (2003): Lehrbuch der Psychotherapie, Bd. 3. Verhaltenstherapie. CIP Medien, München
Leithäuser, Th. & Volmerg, B. (1979): Anleitung zur empirischen Hermeneutik – Textinterpretation als sozialwissenschaftliches Verfahren. Suhrkamp, Frankfurt a. M.
Liebertz, K. & Ciemer, S. (2000): Hintergründe des Abbruchs von stationären Psychotherapien. In: Psychotherapeut 45, S. 286–291
Linden, M. (2000): Systematische Desensibilisierung. In: Linden, M. & Hautzinger, M. (Hg.): Verhaltenstherapie. Techniken und Einzelverfahren. Springer, Berlin
Linden, M. & Hautzinger, M. (Hg.) (2000): Verhaltenstherapie. Techniken und Einzelverfahren. Springer, Berlin
Linehan, M. (1996a): Dialektisch-Behaviorale Therapie der Borderline-Persönlichkeitsstörung. CIP Medien, München
Linehan, M. (1996b): Trainingmanual zur Dialektisch-Behavioralen Therapie. CIP Medien, München
Little, M. (1951): Counter-Transference and the patinet‹s response to it. Int. J. Psychoanal. 32: S. 32–40
Lohmer, M. (2002): Borderline Therapie. Schattauer, Stuttgart
Loth, W. (1998): Auf den Spuren hilfreicher Veränderungen. Das Entwickeln klinischer Kontrakte. Verlag modernes Lernen, Dortmund
Lowen, A. (1986): Bio-Energetik. Rowohlt, Reinbeck
Luborsky, L. (1984): Principles to psychoanalytic psychotherapy. A manual for supportive-expressive treatment. Basic Books, New York
Luborsky, L., Singer, B., Luborsky, L. (1975): Comparative studies of psychotherapies: Is it true that »everybody has won and all must have prices«? Arch. of Gen. Psychiatry. 32, S. 995–108
Lutz, W., Tholen, S., Kosfelder, J. (2004): Ungünstige Behandlungsverläufe in der Psychotherapie – auch ein Beitrag zur Wiederentdeckung des Individuums in der Psychotherapieforschung. Verh. Th. u. Verh. Med. 4/2004, S. 438–459.
Lorenzenr, A. (1984): Intimität und soziales Leid. Fischer, Frankfurt a.M.
Maaser, R., Besuden, F., Bleicher, F., Schütz, R. (1994): Theorie und Methode der körperbezogenen Psychotherapie. Kohlhammer, Stuttgart
Mahoney, M. J. (1977): Kognitive Verhaltenstherapie. Pfeiffer, München
Margraf, J. (Hg.) (2000): Lehrbuch der Verhaltenstherapie, Bd. 1 u. 2. Springer, Berlin
Margraf, J. & Schneider, S. (1990): Panik. Springer, Berlin
Margraf, L. & Schneider, S. (1992): Die Therapeut-Patient-Beziehung in der Verhaltenstherapie. Röttger, München

Margraf, J. & Fehm, L. (1996): Angstkrankheiten: Verhaltenstherapie. In: Senf, W. & Broda, M.: Praxis der Psychotherapie. Thieme, Stuttgart
Marx, K. (1884): Das Kapital Bd. 3. In: Marx-Engels Werke 25
Meermann, R. & Vandereycken, W. (1991): Verhaltenstherapeutische Psychosomatik in Klinik und Praxis. Schattauer, Stuttgart.
Meichenbaum, D. (1979): Kognitive Verhaltensmodifikation. Urban & Schwarzenberg, München
Menzen, K.H. (2000): Eine kleine Geschichte der Kunsttherapie. AFRA, Butzenbach
Merritt, S. (1998): Die heilende Kraft der klassischen Musik. Kösel, München
Mertens, W. (1993): Einführung in die psychoanalytische Therapie, Bd. 1–3. Kohlhammer, Stuttgart
Mertens, W. (1994): Psychoanalyse auf dem Prüfstand? Eine Erwiderung auf die Metaanalyse von Klaus Grawe. Quintessenz, Berlin
Mertens, W. (2000): Grundlagen der psychoanalytischen Therapie. In: Senf, W. & Broda, M.: Praxis der Psychotherapie. Thieme, Stuttgart
Mertens, W. & Waldvogel, B. (Hg.) (2002): Handbuch psychoanalytischer Grundbegriffe. 2. Aufl. Kohlhammer, Stuttgart
Meyer, A.-E. (1990): Die Zukunft der Psychosomatik in Deutschland – eine Illusion? Psychoth. Psychosom. med. Psychol. 40, S. 337–345
Meyer, Hautzinger, M. (2004): Manisch-depressive Störungen. Kognitiv-verhaltenstherapeutisches Behandlungsmanual. Beltz pvu
Metziger, Th. & Schumacher, R. (1999): Bewusstsein. In: Sandkühler, H. J. (Hg.): Enzyklopädie Philosophie, Bd. 1. Felix Meiner, Hamburg
Mies, Th. & Brandes, H. (1999): Das Unbewusste. In: Sandkühler, H. J. (Hg.): Enzyklopädie Philosophie, Bd. 2. Felix Meiner, Hamburg
Migone, P. (2001): Psychoanalysis and cognitive behavioural therapy. Int. J. Psychoanal. 82, S. 984–990
Milonig, B., Steiner, H., Walter, G., Zyhlarz, G., Grünberger, J., Linzmayer, L., Kasper, S. (1997): Die Klinische Anwendung bewegungsanalytischer Therapie Methode Cary Rick. In.: Hofmann, P., Lux, M., Probst, Ch., Steinbauer, M., Taucher, J., Zapotoczky, H.-G. (Hg.): Klinische Psychotherapie. Springer, Wien
Milton, J. (2001): Psychoanalysis and cognitive behavioural therapy – rival paradigms or common ground. Int. J. Psychoanal. 82, S. 431–447
Moldzio, A. & Schmid-Siegel, B. (2002): Selbstverletzendes Verhalten. Psychotherapeut 47, S. 165–170
Moser, T. (1994): Ödipus in Panik und Triumph. Eine Körperpsychotherapie. Suhrkamp, Frankfurt a.M.
Mowrer, O. H. (1960): Learning theory and behavior. Wiley, New York
Mruck, K. & Mey, G. (1998): Qualitative Forschung. In: Jacobi, F. & Poldrack, A.: Klinisch-psychologische Forschung. Hogrefe, Göttingen
Munsch, S., Schneider, S., Margraf, J. (2003): Panikstörungen und Agoraphobie. In: Leibing, E., Hiller, W., Sulz, K. D.: Lehrbuch der Psychotherapie, Bd. 3, CIP Medien, München
Mussgay, L., Terprten, G., Mans, E., Jürgensen, R., Bast, H., Grothgar, B., Rüddel, H. (2001): Behandlungsabbrüche in der stationären psychosomatischen Rehabilitation: der Einfluß von Persönlichkeit, Diagnose und Lebenssituation. In Pra. Klin. Verhaltensmed. Rehab. 53, S. 42–49
Neel, A. F. (1983): Handbuch der psychologischen Theorien. Fischer, Frankfurt a. M.
Neudeck, P., Wittchen, H.-P. (2005): Konfrontationstherapie bei psychischen Störungen. Hogrefe, Göttingen
Nietzsche, F.: Sämtliche Werke, Kritische Studienausgabe, Bd. 1–15. dtv, München
Nosper, M. (1999): Der Erfolg psychosomatischer Rehabilitation in Abhängigkeit von der Behandlungsdauer. Psychoth. Psychosom. Med. Psychol. 49, S. 354–360
Oberhoff, (2002): Psychoanalyse und Musik. Psychosozial, Göttingen

Oevermann, U., Allert, T., Konau, E., Krambeck, J. (1979): Die Methodologie einer ›objektiven Hermeneutik‹ und ihre allgemeine forschungslogische Bedeutung in den Sozialwissenschaften. In: Soeffner, H. G. (Hg.): Interpretative Verfahren in den Sozial- und Textwissenschaften. Metzlersche Verlagsbuchhandlung, Stuttgart
Oevermann, U. (1993): Struktureigenschaften supervisorischer Praxis. In: Barde, B. & Orlinsky, D. E. (1994): Learning from many Masters. Psychotherapeut 39, S. 2–9
Orlinsky, D. E. (1991): Theory in Psychotherapy and Psychotherapy Research. Chicago. Lindauer Psychotherapie-Tage, Abstractband
Orlinsky, D. E. & Howard, K. J. (1986): Process and outcome in psychotherapy. In: Garfield, S. L. & Bergin, A. E. (Hg.): Handbook of psychotherapy and behavior change. Wiley, New York
Otscheret, L. (2004a): Dialektik ohne Dialog. Intersubjektivität bei C. G. Jung. In: Analytische Psychologie 4/2004, S. 395–422
Otscheret, L. (2004): Psychoanalytische Supervision aus intersubjektivitätspsychologischer Sicht. In: Analytische Psychologie 136, S. 224–235
Paar, G. H. & Kriebel, R. (1998): Stationäre Psychotherapie in der Psychosomatischen Rehabilitation in Deutschland. Psychotherapeut 43, 5/98, S. 310–315
Parfy, E. (1998): Psychotherapie: Eine Profession am Weg zur Integration. Faculitas, Wien
Parfy, E. (1996): Die Integration von psychotherapeutischen Theorien unterschiedlicher Schulen. Psychother. Forum 4, S. 85–99, Springer, Wien
Parfy, E., Schuch, B., Lenz, G. (2003): Verhaltenstherapie. Moderne Ansätze für Theorie und Praxis. UTB, Wien
Pawlow, I. P. (1927): Conditioned reflexes. Oxford University Press, Oxford
Peter, B., Kraiker, C., Revensdorf, D. (Hg.) (1990): Hypnose und Verhaltenstherapie. Huber, Bern
Petermann, F. & Petermann, U. (1993): Training mit Jugendlichen. Förderung von Arbeits- und Sozialverhalten. pvu, Weinheim
Petzold, H. G. (Hg.) (1999): Integrative Therapie. Junfermann, Paderborn
Pitschel-Walz, G., Bäuml, J., Kissling, W. (2003): Psychoedukation Depression. Urban & Schwarzenberg, München
Polnanyi, M. (1958): Personal knowledge. London
Polnayi, M. (1969): Knowing and being. London
Pinsof, W. M., Wynne, L. C. (1995): The effectiveness and efficiency of Martial and Familiy Therapy. Introduction to the special issue. J. of. Martial a. Family Therapy 21/4, S. 341–343
Pongratz, L. J. (1983): Hauptströmungen der Tiefenpsychologie. Kröner, Stuttgart
Racker, H. (1968): Übertragung und Gegenübertragung. Ernst Reinhardt, München
Radd, v. M. (1990): Die Gruppe als therapeutisches Element in der stationären Psychotherapie. In: Lang, H. (Hg.): Wirkungsfaktoren der Psychotherapie. Springer, Berlin
Rad, v. M., Schors, R., Heinrich, G. (1994): Stationäre psychoanalytische Psychosomatik. In: Strauss, B. & Meyer, A. E.: Psychoanalytische Psychosomatik. Schattauer, Stuttgart
Reddeman, L. (2001): Imagination als heilsame Kraft. Pfeffer, Stuttgart
Reddemann, L. (2004): Psychodynamisch-imaginative Traumatherapie. PITT – Das Manual. Pfeiffer, Stuttgart
Reich, W. (1994): Charakteranalyse. Kiepenheuer & Witsch, Köln
Reik, T. (1976): Hören mit dem dritten Ohr. Die innere Erfahrung eines Psychoanalytikers. Hofmann und Campe, Hamburg
Reimer, C. & Rüger, U. (2002): Psychodynamische Psychotherapien. Lehrbuch der tiefenpsychologisch orientierten Psychotherapien. Springer, Berlin.
Reinecker, H. (1993): Phobien. Hogrefe, Göttingen
Reinecker, H. (1994): Grundlagen der Verhaltenstherapie. pvu, Weinheim
Reinecker, H. (1998): Zwänge. Huber, Bern
Reinecker, H. (1999): Lehrbuch der Verhaltenstherapie. dgvt, Tübingen

Reinecker, H. (2000a): Verhaltenstherapie. In: Senf, W. & Broda, M.: Praxis der Psychotherapie. Thieme, Stuttgart
Reinecker, H. (2000b): Bestrafung. In: Linden, M. & Hautzinger, Verhaltenstherapie Manual. Springer, Berlin
Remmler, H. (1998): Sterben und Tod in der Musik Bachs und Mozarts. In: Frick, E. &
Rick, G. (1989): Tanztherapie. Eine Einführung in die Grundlagen. Stuttgart
Riedel, I. (1992): Maltherapie: Eine Einführung auf der Basis von C. G. Jung. Kreuz, Stuttgart
Roemer De, A. (2000): Panik-Ratgeber. Karger, Germering
Ross, A. O. & Petermann, F. (1987): Verhaltenstherapie mit Kinder und Jugendlichen. Hippokrates, Stuttgart
Roth, W. (2003): Einführung in die Psychologie C. G. Jungs. Walter, Düsseldorf
Roth, D. & Rehm, L. P. (1985): Therapiemanual zur Selbstkontrolltherapie der Depression in Gruppen. In: Sulz, S. (Hg.): Verständnis u. Therapie der Depression. Ernst Reinhardt, München
Reber, A. S. (1967): Implicit Learning of Artificial Grammars. Journal of Verbal Learning and Verbal Behavior 6, S. 855–863
Regenbogen, A. (1978): Verhalten. In: Sandkuhler, H. J. (Hg.): Enzyklopädie Philosophie. Bd. 2, S. 1687–1691
Reimer, C. & Rüger, U. (2003): Psychodynamische Psychotherapien. Springer, Berlin
Rudolf, G. & Grawe, K. (2004): Wer profitiert von einer langen und intensiven Therapie? DNP 2/04, S. 17–20
Sachse, R. (2001): Psychologische Psychotherapie der Persönlichkeitsstörungen. Hogrefe, Göttingen
Sachse, R. (2002): Histrionische und narzisstische Persönlichkeitsstörungen. Hogrefe, Göttingen
Sandler, J. (1976): Gegenübertragung und Bereitschaft zur Rollenübernahme. Psyche 30, S. 297–305
Sandler, J. (1983): Die Beziehung zwischen psychoanalytischen Konzepten und psychoanalytischer Praxis. Psyche, 37, S. 577
Sass, H. & Herperzt, S. (Hg.) (1999): Psychotherapie von Persönlichkeitsstörungen. Thieme, Stuttgart
Schulz, W. & Vogler, I. (1983): Kopfschmerztherapie. Urban & Schwarzenberg, München
Schädle-Deininger, H. & Villinger, U. (1997): Praktische Psychiatrische Pflege. Arbeitshilfen für den Alltag. Psychiatrie, Bonn
Schill de, S. (1997): Die Bequemlichkeit bequemer Annahmen. In: Schill de, S., Lebovici, S., Kächele, H.: Psychoanalyse und Psychotherapie. Herausforderungen und Lösungen für die Zukunft. Thieme, Stuttgart
Schepank, H. (1994): Die Versorgung psychogen Kranker aus epidemiologischer Sicht. Psychotherapeut 39, S. 220–229
Schneider, G. (Hg.) (1999): Psychoanalyse und bildende Kunst. Edition Dikord, Tübingen
Schottenlohrer, G. (2000): Kunst- und Gestaltungstherapie, eine praktische Einführung. Kösel, München
Schreiber, K. (2000): Thesen zur Teamarbeit aus dem Blickwinkel einer Therapeutin für Konzentrative Bewegungstherapie. In: Tress, W., Wöller, W., Horn, E. (Hg.): Psychotherapeutische Medizin im Krankenhaus – state of the art. VAS, Frankfurt a.M.
Schmidt, H. (1978): Philosophisches Wörterbuch, Kröner, Stuttgart
Schopenhauer, A. (1995): Der handschriftliche Nachlass. Bd. I-V, München
Schopenhauer, A. (1990): Philosophische Vorlesungen Bd. I-IV, München
Schulte, D. (2001): Messung und Sicherstellung der Manualtreue in kontrollierten Therapiestudien. Psychotherapeut 6/2, S. 193–198
Schulz, H., Lang, K., Lotz-Rambaldi, W., Bürger, W., Koch, U. (1999): Analyse von Behandlungsabbrüchen in der stationären psychosomatischen Rehabilitation anhand von

Basisdokumentationen zweier Klinikträger. Psychosom. Psychoth. u. med. psychol. 49, S. 326–336

Schulz, H., Lotz-Rambaldi, W., Koch, U., Jürgensen, R., Rüddel, H. (1998): Behandlungserfolg stationärer psychosomatischer Rehabilitation nach differentieller Zuweisung auf Stationen mit entweder psychoanalytischem oder verhaltenstherapeutischem Konzept – Ergebnisse einer Ein-Jahreskatamnese. Vortragsmanuskript

Schwabe, Ch. & Röhrborn H. (1996): Regulative Musiktherapie. Gustav Fischer, Stuttgart

Schmidt, H. (1978): Philosophisches Wörterbuch, Körner, Stuttgart

Schmidt-Traube, G. (2000): Panikstörung und Agoraphobie. Ein Therapiemanual. Hogrefe, Göttingen

Sender, I. (2000): Ratgeber Borderline-Syndrom. CIP Medien, München

Senf, W. (1988): Theorie der stationären Psychotherapie. In: Becker, H. & Senf, W.: Praxis der stationären Psychotherapie. Thieme, Stuttgart

Shapiro, D.A. (1990): Lessons in History: three generations of psychotherapy research. Paper for the Annual Meeting of the Society of Psychotherapy Research. Wintergreen, USA

Siegel, A. M. (2000): Einführung in die Selbstpsychologie. Kohlhammer, Stuttgart

Siegl, J. & Reinecker, H. (2003): Verhaltenstherapeutische Interventionen. In: Leibing, E., Hiller, W., Sulz, S.: Lehrbuch der Psychotherapie. Bd. 3, Verhaltenstherapie. CIP Medien, München

Simmel, E. (1993): Psychoanalyse und ihre Anwendungen. Fischer, Frankfurt a. M.

Skinner, B. F. (1953): Science and human behavior. Macmillan, New York

Smith, E. & Grawe, K. (2000): Die Rolle der Therapiebeziehung im therapeutischen Prozeß – Gefahren und Chancen. Verhaltensth. u. Verhaltensmed. 21, 4, S. 421–438

Smith, E. & Grawe, K. (2000): Therapiebeziehung im therapeutischen Prozeß – Gefahren und Chancen. Verhaltensth. u. Verhaltensmed. 21, 4. S. 421–438

Sondermann, D. (1996): Musiktherapie. In: Ahrens, S. (Hg.): Lehrbuch der psychotherapeutischen Medizin. Schattauer, Stuttgart

Song, C.-S. (1989): Theologie des dritten Auges. Vandenhoeck & Ruprecht, Göttingen

Soppa, Y. & Zucker, B. (1997): Kunst- und Gestaltungstherapie. In: Ahrens, St. (Hg.): Lehrbuch der Psychotherapeutischen Medizin. Schattauer, Stuttgart

Stadtmüller, G., Schumm, P., Werner, D. (2001): Empirische Ergebnisse stationärer Psychotherapie im Rahmen eines multimodalen Ansatzes. In: Klingelhöfer, J., Vogler, J. (Hrsg.): Humanistisch-integrative Psychotherapie in der stationären Psychosomatik. Selbstverlag, Bad Grönenbach

Stampfel, T. G. & Levis, D. J. (1968): Implosive therapy – A behavioural therapy? Behavioural Research and Therapy 6, S. 31–36

Stangier, U., Heidenreich, Th., Peitz, M. (2003): Soziale Phobien. Ein kognitiv-verhaltenstherapeutisches Behandlungsmanual. Beltz pvu

Stavemann, U. (2003): Sokratische Gesprächsführung in Therapie und Beratung. Beltz pvu, Weinheim

Steinhausen, H.-C., v: Aster, (Hg.) (1993): Handbuch der Verhaltenstherapie und Verhaltensmedizin bei Kindern und Jugendlichen. Beltz, Weinheim

Stephanos, S. (1973): Analytisch-psychosomatische Therapie. Methode und Ergebnisse einer stationären Behandlung durch eine Therapeutengruppe. Huber, Bern

Störig, H. J. (1978): Kleine Weltgeschichte der Philosophie. Fischer, Frankfurt a. M.

Strauss, B. (2001): Abschied vom Dodo-Vogel: Störungsspezifische versus allgemeine Therapie aus der Sicht der Psychotherapieforschung. Psychother. Psychosom. Med. Psychol., S. 425–429

Streek, U. (2000): Fokus und Interaktion in der stationären Psychotherapie. In: Trss, W., Wöller, W., Horn, E. (Hg.): Psychotherapeutische Medizin im Krankenhaus – state of the art. VAS, Frankfurt a. M.

Strobel, W. & Huppmann, G. (1997): Musiktherapie. Grundlagen, Formen, Möglichkeiten. Hogrefe, Göttingen

Strupp, H. H. & Hadley, S.W. (1979): Specific versus nonspecific factors in psychotherapy: A controlled study in outcome. American psychologist 3, S. 187–196
Strupp, H. H. & Binder, J. (1984): Psychotherapy in an new key. A guide to time limited psychotherapy. Basic Books, New York
Sulz, S. (2003): Prozessuale und inhaltliche Therapiestrategien. In: Leibing, E., Hiller, W., Sulz, S.: Lehrbuch der Psychotherapie. Bd. 3, Verhaltenstherapie. CIP Medien, München
Tausch, R. & Tausch, A.-M. (1970): Erziehungspsychologie. Göttingen
Terence Wilson, G. (1989): Verhaltenstherapie im Überblick. dgvt, Tübingen
Thöner, J. (1995): Systemanalyse in der Verhaltenstherapie – und die Kindheit ist doch wichtig. CIP Medien, München
Timmermann, T. (1998): Rezeptive und aktive Musiktherapie in der Praxis. In: Kraus, W.: Die Heilkraft der Musik. Beck, München
Toman, W. (1972): Tiefenpsychologie. Kohlhammer, Stuttgart
Trautmann-Voigt, S. & Voigt, B. (1997): Freud lernt laufen. Herausforderungen analytischer Tanz- und Bewegungstherapie für Psychoanalyse und Psychotherapie. Brandes & Aspel, Frankfurt a.M.
Trüg, Kersten (2002): Praxis der Kunsttherapie. Arbeitsmaterialien und Texte. Schattauer, Stuttgart
Tschuschke, V. (1997): Zwischen Konfusion und Makulatur. Zum Wert der Berner Psychotherapiestudie. Vandenhoeck & Ruprecht, Göttingen
Tschuschke, V., Kächele H., Hölzer, M. (1994): Gibt es unterschiedlich effektive Formen von Psychotherapie? Psychotherapeut 39, S. 281–297
Tschuschke, V. & Kächele, H. (1998): Was leistet Psychotherapie? Zur Diskussion um differentielle Effekte unterschiedlicher Behandlungskonzepte. In: Fäh, M. & Fischer, G. (Hg.): Sinn und Unsinn in der Psychotherapieforschung. Psychosozial, Gießen
Tschuschke, V., Bänning-Huber, E., Faller, H., Finkentscher, E., Fischer, G., Frohburg, I., Hager, W., Leutzinger-Bohleber, M., Rudolf, G., Kächele, H. (1998): Psychotherapieforschung: Wie man es (nicht) machen sollte. Eine Experten/innen-Reanalyse der Vergleichsstudie bei Grawe et. al. (1994). Psychother. Psychosom. Med. Psychol. 48, S. 430–444
Ullrich de Muynck, R. & Ullrich, R. (1996): Das Assertivitäts-Training Programm. Pfeiffer, München
Vogel, R.T. (1998): Gewalt und Narzissmus. Tiefenpsychologische Überlegungen zu einem Zusammenhang. In: Pulverich, G. (Hg.): Gewalt – Möglichkeiten psychologischer Intervention. Dt. Psychologen Verlag, Bonn
Vogel, R.T. (1999): ›Aufs Tiefste unvorbereitet‹. Zur Psychotherapie in der zweiten Lebenshälfte. In: Pulverich, G. (Hg.): ›Altwerden: Lust oder Frust?‹ Eine Herausforderung für die Psychologie. Dt. Psychologen Verlag, Bonn
Vogel, R.T., Wendler, S. (2000): Integrierte verhaltenstherapeutische Behandlung des chronischen Tinnitus. Tinnitus-Forum 11/2000, S. 58–59
Vogel, R.T. (2001): Stationäre Psychotherapie: Einführung und Überblick. In: Vogel, R.T. (Hg.): Die Psychotherapiestation. Psychosozial, Gießen
Vogel, R.T. (2001): Das Therapiekonzept der Ingolstädter Psychotherapiestation. In: Vogel, R.T.: Die Psychotherapiestation. Psychosozial, Gießen
Vogel, R.T.(2002): Differentielle Indikationsstellung in der Psychotherapie. In: Sturm, J. & Vogel, R.T. (Hg.): Neue Entwicklungen in Psychotherapie und Psychosomatik. Pabst, Lengerich
Vogel, R.T. (2003a): Mensch oder Hirn? Zeitschrift f. Neuropsychologie 14(3) , S. 261–264
Vogel, R. T. (2003b): Psychotherapie in freier Praxis (tiefenpsychologisch fundierte/Analytische Psychotherapie). In Schorr, Angela: Psychologie als Profession. Hans Huber, Bern
Vogel, R.T., Wendler, S. (2001): Chronischer komplexer Tinnitus. In: Sturm, J., Vogel, R.T. (Hrsg.): Neue Entwicklungen in Psychotherapie und Psychosomatik, Pabst, Lengerich

Vogel, R.T. (2003c): Psychologie in der Psychotherapie (Stationär). In: Schon, A. (Hrsg.): Psychologie als Profession. Huber, Bern
Vogel, R.T. (2003d): Supervision in der Praxis. Zeitschrift für Neuropsychologie 14 (1), S. 41–44
Vogel, R.T. & Mager, T. (2003): Sequentielle Therapieplanung bei schweren Persönlichkeitsstörungen. Posterbeitrag auf dem DGPPN-Kongress 2003 in Berlin
Voigt, B. & Trautmann-Voigt, S. (2001): Tiefenpsychologische Aspekte der Körpertherapie in der Tanztherapie. Psychotherapeut 2001/46, S. 60–74
Vollmoeller, W. (2003): Integrative Behandlung in Psychiatrie und Psychotherapie. Schattauer, Stuttgart
Wagner, P. & Bräuning, P. (2003): Psychoedukation bei bipolaren Störungen. Schattauer, Stuttgart
Watts, A. (2003): Das Tao der Philosophie. Theseus, Berlin
Wachtel, P. (1977). Psychoanalysis and behavior therapy. New York Basic Books
Wachtel, P. (1981): Psychoanalyse und Verhaltenstherapie. Ein Plädoyer für ihre Integration. Klett-Cotta, Stuttgart
Wendland, W. (2002): Therapeutische Hausaufgaben. Thieme, Stuttgart
Westen, D., Novotny, C., Thomson-Brenner, H. (2004): The Empirical Status of Empirical Supported Psychotherapies: Assumptions, Findings, and Reporting in Controlled Clinical Trials. Psychological Bulletin 130/4, S. 631–663
Wittchen, H.-U. (1995): Hexal Ratgeber Angst. Karger
Wittchen, H.-U. (1997): Wenn Traurigkeit krank macht. Mosaik, München
Wittchen, H.-U. (2003): Wenn Angst krank macht. IAP-TUD, Dresden
Wittchen, H.-U., Hoyher, J., Jacobi, F., Schuster, P. (ohne Jahresangabe): Generalisierte Angst. TUD-IAP, Dresden
Wille, G. & Irle, H. (1996): Psychosomatik, trotz ›Sparpaket‹ ein zentraler Bereich der medizinischen Rehabilitation. D. Ang. Vers. 10, S. 449–457
Wittmann, L. (1981): Verhaltenstherapie und Psychodynamik. Therapeutisches Handeln jenseits der Schulengrenzen. Beltz, Weinheim u. Basel
Wöller, W. & Kruse, J. (2001): Tiefenpsychologisch fundierte Psychotherapie. Schattauer, Stuttgart
Wolf, E.S. (1996): Theorie und Praxis der psychoanalytischen Selbstpsychologie. Suhrkamp, Frankfurt a. M.
Wolpe, J. (Hg.) (1972): Praxis der Verhaltenstherapie. Huber, Bern
Yalom, I. D. (1992): Gruppenpsychotherapie. Pfeifer, München
Yalom, I. D. (2002): Der Panama-Hut. Btb, München
Zaudig, H. u. H. (1998): Die Zwangsstörung. Schattauer, Stuttgart
Zarbock, G. (1996): Heilen durch Erfahrung. Einführung in die integrative Verhaltenstherapie. Herder,
Zepf S. (2000): Allgemeine psychoanalytische Neurosenlehre, Psychosomatik und Sozialpsychologie. Psychosozial, Gießen
Zielke, M. & Sturm, J. (1994): Handbuch Stationäre Verhaltenstherapie. pvu, Weinheim
Zentrum f. empirische Evaluationsmethoden (Hg.) (1996): Empirische Evaluationsmethoden Bd. 1–3. ZeE Publikationen, Berlin
Zielke, M. (1993): Wirksamkeit stationärer Verhaltenstherapie. pvu, Weinheim
Zielke, M (1994): Entwicklung stationärer Verhaltenstherapie. In: Zielke, M. & Sturm, J. (Hg.): Handbuch Stationäre Verhaltenstherapie. Beltz, Weinheim
Zielke, M. & Mark, N. (1994): Struktur der therapeutischen Versorgung. In: Zielke, M. & Sturm, J. (Hg.): Handbuch Stationäre Verhaltenstherapie. Beltz, Weinheim
Zielke, M, Sturm, J., Mark, N. (1988): Die Entzauberung des Zauberbergs. Therapeutische Strategie und soziale Wirklichkeit. Modernes Lernen, Dortmund

Wichtige Verhaltenstherapie-Zeitschriften

Praxis der Klinischen Verhaltensmedizin und Rehabilitation'
Verhaltenstherapie (Karger Verlag, Basel)
Verhaltenstherapie & Psychosoziale Praxis (dgvt Verlag)
Verhaltenstherapie und Verhaltensmedizin (Pabst Science Publishers)

Register

Abwehrmechnanismen 28, 30, 38, 49, 94
Antike 32

Carus 33

Einheitswissenschaft 16, 19
Empirismus 32, 33

Freud 25, 32, 34, 37–40, 43, 48, 49, 53, 55 f, 95, 99, 105 ff, 115, 120

Goethe 33, 34

Hermeneutik 16, 30

Intersubjektivität 16, 50, 99

Jung 16, 29, 34, 42, 44, 55, 61

Kant 33, 34, 38
Konditionierung 66, 67

Marx 36, 42

Neo-Psychoanalyse 41

Positivismus 16, 36, 62
Problemlösen 64
Psychologie, akademische 36, 43, 46, 61
Psychotherapie, evidenz-basierte 16, 29, 61
Psychotherapie, tiefenpsychologisch fundiert 14

Richtlinienpsychotherapie 13, 14, 18, 22

Selbstpsychologie 55
Struktur, psychische 54
Supervision 50, 126

Therapie, eklektische 23, 99
Therapie, kognitive 64
Träume 35, 36, 43

Vermeidungsverhalten 26, 63, 69, 75 ff, 94

Watts 31
Wirkfaktoren, therapeutische 20, 21

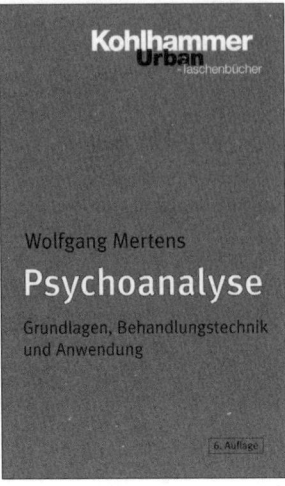

Wolfgang Mertens

Psychoanalyse

Grundlagen, Behandlungstechnik und Anwendung

6., überarbeitete Auflage 2004
292 Seiten mit 7 Abb. Kart. € 18,–
ISBN 3-17-016934-3
Urban-Taschenbücher, Band 337

Dieses einführende Lehrbuch richtet sich an alle, die sich einen anschaulichen Überblick über ausgewählte Schwerpunkte der Psychoanalyse verschaffen möchten und die erfahren wollen, warum diese Disziplin auch im 21. Jahrhundert für die Betrachtung psychologischer, medizinischer und sozial- sowie kulturwissenschaftlicher Phänomene von großer Bedeutung ist.
Für die Neuauflage wurde dieses Werk, das an vielen Universitäten als Standardwerk mit Erfolg eingesetzt wird, vollständig überarbeitet und erweitert. Folgende Themen werden ausführlich dargestellt: Psychoanalytische Metapsychologie, psychoanalytische Entwicklungstheorien, allgemeine und spezielle psychoanalytische Krankheitslehre, psychoanalytische Behandlungstechnik sowie Anwendungen der Psychoanalyse.

Professor Dr. **Wolfgang Mertens** lehrt Klinische Psychologie mit Schwerpunkt Psychoanalyse an der Ludwig-Maximilians-Universität München.

▶ www.kohlhammer.de

W. Kohlhammer GmbH
70549 Stuttgart · Tel. 0711/7863-7280 · Fax 0711/7863-8430